Reichert di Lorenzen, Rankel

Das Einzige, was stört, ist der Patient

Oliver Reichert di Lorenzen
Roger Rankel

Das Einzige, was stört, ist der Patient

3. unveränderte Auflage

Textredaktion und Recherche:
Dr. Petra Begemann, Bücher für Wirtschaft + Management
<http://www.petrabegemann.de>

Bibliographische Informationen der Deutschen Bibliothek

Die Deutsche Bibliothek verzeichnet diese Publikation in der Deutschen Nationalbibliografie; detaillierte bibliografische Daten sind im Internet über <http://www.dnb.ddb.de> abrufbar.

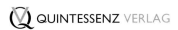

Postfach 42 04 52; D–12064 Berlin
Komturstraße 18, D–12099 Berlin

Copyright © 2010 Quintessenz Verlags-GmbH, Berlin

Dieses Werk ist urheberrechtlich geschützt. Jede Verwertung außerhalb der engen Grenzen des Urheberrechts ist ohne Zustimmung des Verlages unzulässig und strafbar. Dies gilt insbesondere für Vervielfältigungen, Übersetzungen, Mikroverfilmungen und die Einspeicherung und Verarbeitung in elektronischen Systemen.

Lektorat: Dr. Jürgen Schebera, Berlin
Covergestaltung: Valeri Ivankov, Berlin
Layout und Herstellung: Janina Kuhn, Quintessenz Verlags-GmbH, Berlin
Reproduktion: Quintessenz Verlags-GmbH, Berlin
Druck und Bindung: Messedruck Leipzig GmbH

ISBN: 978-3-86867-011-0
Printed in Germany

Inhalt

Statt einer Einführung — 3

Patient Rankel ist wütend … — 3
… und was Oliver Reichert di Lorenzen dazu meint — 5

Marketing: Leistung sichtbar machen — 9

Ich bin Arzt – und kein Verkäufer!
Überleben im Verdrängungswettbewerb — 11

Die Praxis als Marke, wenn ich das schon höre…
Gelebtes Marketing statt Beraterfloskeln — 13

Was ist gegen Terminzettel vom Zahnpastahersteller zu sagen?
Auch der CI-Teufel steckt im Detail — 16

Wieso wird Kollege X ständig weiterempfohlen?
Wie Sie auch ohne Werbung neue Patienten gewinnen — 20

Website? Meine Patienten finden mich auch so!
Wozu ein Internetauftritt gut ist — 24

Checkliste: Praxismarketing — 29

Ihr Praxiskonzept: Mehr Spaß bei der Arbeit — 31

Ihre Persönlichkeit zählt
Welche Praxis wünschen Sie sich? Was passt zu Ihnen? — 32

Haben Sie die Patienten, die Sie sich wünschen?
Die richtige Zielgruppe für sich definieren — 36

Wie sieht die Zukunft aus?
Das Praxisziel: Wo wollen Sie hin? — 38

Generalist oder Spezialist?
Das Behandlungskonzept: Was zeichnet Sie aus? — 43

Checkliste: Praxiskonzept — *47*

Am Telefon: So spricht Ihr Personal für Sie — 49

Von „Bitte warten" bis „Dockta nix da"
Sich optimal melden — 50

Das geht aber erst wieder am 29.!
Gekonnt Termine vergeben — 53

Dazu kann ich nichts sagen…
Umgang mit verärgerten Patienten — 56

Drücken Sie die 1!
Was sagt Ihre Telefonschleife über Sie aus? — 58

Da müssen Sie später noch mal anrufen!
Von Call-Back-Management und Serviceorientierung — 61

Checkliste: Erstkontakt am Telefon — *64*

Erster Praxiskontakt: Positiv einstimmen   67

Wie im Taubenschlag?
Der Empfang   68

Gerüche & Geräusche
Was den Patienten negativ beeinflusst   71

Von Eiche altdeutsch bis Feng Shui: Praxen
Wonach Ihr Patient Sie beurteilt   72

Vom Logo bis zur Praxiskleidung
Der Gesamteindruck/Corporate Identity   77

Checkliste: Praxiskontakt   *81*

Patienten: Der Mensch, der am Zahn hängt   83

Der Beginn einer wunderbaren Freundschaft?
Ihr Einstieg ins Patientengespräch   84

Im Gespräch mit dem Patienten
Beratungskompetenz als Schlüssel zum Erfolg   87

Man muss die Menschen so nehmen, wie sie sind
„Schwierige" Patienten   93

Mehr Erfolg mit Menschenkenntnis
Unterschiedliche Persönlichkeiten und ihre Vorlieben   98

Checkliste: Patienten   *103*

Mitarbeiterinnen: Jede Praxis ist nur so gut wie das Team   105

Ich habe 10 Mitarbeiterinnen – und die taugen alle nix!
Jeder Chef hat die Leute, die er verdient   106

Man findet einfach keine guten Mitarbeiterinnen!
Warum die klassische Stellenanzeige nicht ausreicht   108

Keine Ahnung, warum die Stimmung bei uns so schlecht ist…
Der Fisch stinkt vom Kopf her   113

Der reinste Hühnerhaufen – da mische ich mich nicht ein!
Führungsstärke beweisen   123

Checkliste: Ihr Praxisteam   *129*

Statt eines Schlussworts: Zukunftsvisionen   131

Die Autoren   135

Wenn der Wind des Wandels weht, bauen
die einen Mauern, die anderen Windmühlen.

Chinesisches Sprichwort

Statt einer Einführung

Patient Rankel ist wütend …

Heißt mein Zahnarzt Elmex? In meinem Timer fand ich einen Werbezettel mit einer Terminerinnerung für den nächsten Zahnarztbesuch. Nur konnte ich mich beim besten Willen nicht mehr erinnern, ob ich einen Termin für mich oder meine kleine Tochter ausgemacht hatte. Dass wir unterschiedliche Zahnärzte haben, machte die Sache nicht einfacher. Ehe Sie mir Alzheimer im Anfangsstadium unterstellen: Ich bin Experte für Kundengewinnung, Speaker und Coach und nicht selten an fünf Tagen in vier verschiedenen Städten unterwegs. Vorträge, Seminare, dazwischen ein Coaching – ohne präzise Aufzeichnungen zum Wer, Wann und Wo bin ich verloren.

Also blätterte ich im Adressteil und rief bei meinen Zahnarzt an. Beim ersten Versuch gab ich nach geschätzten 20 Mal Klingeln auf, beim zweiten erbarmte sich kurz vor dem Auflegen doch noch jemand. „Praxis-Dr.-Meier-Wagner-guten-Tag" schnarrte es mir entgegen. Oh, da hatte jemand erkennbar wenig Zeit. „Guten Tag. Mein Name ist Rankel, Roger Rankel. Könnten Sie bitte mal nachschauen, ob ich für übermorgen, 16 Uhr, einen Termin bei Ihnen vereinbart habe?" – „Wie war der Name?"

Diesen Satz hasse ich. Juniorverkäufern wird er schon in den ersten Tagen ihrer Tätigkeit abgewöhnt. Mein Name ist heute derselbe wie gestern, und soweit ich sehe, wird er sich auch in den nächsten Tagen nicht wesentlich ändern. Ich atmete tief durch und verkniff mir einen Kommentar. „Rankel. Roger Rankel." – „Für morgen?" – „Nein, übermorgen, 16 Uhr." Ich hörte ein paar Mausklicks im Hintergrund, dann eine andere Stimme „Haben Sie es nicht kleiner?" Irgendjemand brummte eine Antwort, dann hörte ich: „Wir haben kein Wechselgeld mehr. Kannst du einen Fünfziger wechseln?" Meine Gesprächspartnerin war offensichtlich anderweitig beschäftigt, während ich anfing, Strichmännchen zu kritzeln. Bei Männchen Nummer sechs dann endlich: „Da finde ich hier nichts." Aha, sehr beruhigend. Dabei fiel mir ein: Eigentlich sollte ich mal wieder einen Termin vereinbaren. Aber mit dieser Dame, deren Ungeduld mit Händen zu greifen war? Und gerade wurde auch mein Flug aufgerufen.

Ich halte mich eigentlich für einen Traumpatienten. Ich bin privat versichert, erscheine pünktlich zu Terminen, feilsche nicht um Abrechnungssätze und bezahle meine Rechnungen prompt. Wer in meinem Beruf zu den Besten gehören will, muss auch optisch überzeugen. Daher nehme ich gerne Empfehlungen an, wenn mein Arzt sie gut begründet, und gebe dafür klaglos auch ein bisschen mehr Geld aus. Warum wurde ich behandelt wie ein lästiger Störfaktor? In meinem Büro wird jeder Kunde freundlich willkommen geheißen. Warum war mein Zahnarzt nicht in der Lage, ein Minimum an Service zu gewährleisten? Ich hätte erwartet, dass man mich als Stammpatienten wiedererkennt, und sei es nur durch einen entsprechenden Vermerk in der Patientendatei. Wieso war die Helferin nicht fähig, mir einen Termin zu „verkaufen"? („Hallo Herr Rankel. Nein, Sie haben übermorgen keinen Termin bei uns. Aber ich sehe gerade, dass die letzte Routinekontrolle acht Monate zurückliegt. Möchten Sie vielleicht einen Prophylaxetermin vereinbaren?") Je länger ich nachdachte, desto wütender wurde ich. Ich hatte noch die Fernsehbilder von demonstrierenden Ärzten im Kopf, die lautstark mehr Geld forderten. Himmelherrgott, wer das will, muss eben auch ein bisschen verkaufen lernen!

… und was Oliver Reichert di Lorenzen dazu meint

Roger Rankel und ich kennen uns seit vielen Jahren. Er ist Verkäufer mit Leib und Seele und hat in den letzten Jahren bereits sein zweites Unternehmen auf Erfolgskurs geführt. Doch genauso gut kenne ich die Zahnärzte, auf die er gerade verbal eindrischt. Viele von ihnen sind langjährige Kunden von Dental Design Reichert, einem Labor, das international anerkannte Spitzenqualität bietet und von den meisten meiner Kunden allen anderen vorgezogen wird. Ich kenne also die Sorgen und Nöte der Ärzte aus vielen vertrauensvollen Gesprächen – die ausufernde Gesundheitsbürokratie, die Schwierigkeit, gutes Personal zu finden, Patienten, die um Abrechnungssätze feilschen oder die Praxisgebühr als Notopfer für den Arzt und Blankoscheck für alle möglichen Forderungen verstehen („Ich warte seit 20 Minuten, dabei habe ich schon 10 Euro bezahlt!!!").

Ärzte mögen es im Allgemeinen nicht, wenn man fordert, sie sollten „Verkäufer" sein. Das ist verständlich. Ein guter Arzt „bedient" keine „Kunden", er versorgt Patienten. Er verkauft keine Produkte wie Autos oder Finanzdienstleistungen, sondern er bietet Rat und Hilfe in einem überaus sensiblen Bereich, dem der Gesundheit und des persönlichen Wohlbefindens. Dennoch gibt es unter meinem Kunden solche, die mit sich und ihrem Zahnarztberuf rundherum versöhnt sind, und andere, die zunehmend damit hadern. Es gibt Zahnärzte, die patientenorientiert und wirtschaftlich sehr erfolgreich arbeiten, und andere, die einer goldenen Vergangenheit nachtrauern und düster in die Zukunft blicken. Was machen die Ersten anders? Sind sie die besseren Ärzte? Das glaube ich nicht. Doch Fachkompetenz allein genügt nicht, um eine Arztpraxis heute zu einem echten Erfolgsmodell zu machen. Bis an die Universitäten hat sich das leider noch nicht herumgesprochen. Dort lernen die Absolventen in vielen, vielen Stunden ihr anspruchsvolles Handwerk. Wie man sich in der Selbstständigkeit behauptet, ist dagegen überhaupt kein Thema. Und so schrauben viele junge Zahnärzte einfach ihr Praxisschild vorne ans Haus und hoffen auf Patienten.

Ich behaupte: Eine Zahnarztpraxis ist auch heute noch eine Goldgrube. Aber es genügt nicht, eine solche Grube zu besitzen – man muss das Gold schon abbauen. Dazu gehören ein durchdachtes Praxiskonzept, ein überzeugender Auftritt, ein freundliches und kompetentes Team. Wer noch tiefer graben will, spezialisiert sich auf ein unverwechselbares Behandlungskonzept, das nicht nur medizinisch, sondern auch wirtschaftlich den eigenen Visionen entspricht.

Ich besuche viele Zahnarztpraxen, und es gibt einige, aus denen ich gleich rückwärts wieder hinausgehe: Jahrzehnte altes Mobiliar, ein dunkler, enger Empfangsbereich, eine Empfangsmitarbeiterin mit der Aura eines Hausdrachens. Natürlich ist das bei Ihnen nicht der Fall. Aber die Patienten werden anspruchsvoller – siehe Roger Rankel. Und sie haben immer mehr Auswahl. Wonach also entscheiden sie? Ganz einfach: Sie entscheiden haargenau so wie Sie und ich. Ob wir einen Innenarchitekten suchen, einen Steuerberater oder ein gutes Fitnessstudio, wir lassen uns unweigerlich von Optik und Auftreten beeinflussen. Wir wollen freundlich begrüßt werden, und wir suchen nach Indizien für Kompetenz. Ob der Steuerberater tatsächlich das Beste für uns herausholen wird, können wir nicht beurteilen. Doch wenn der Büroteppich abgetreten und seine Gehilfin schlampig gekleidet ist, beginnen wir prompt zu zweifeln. Wir „kaufen ihm nicht ab", dass er der Richtige ist.

So gesehen, „verkaufen" auch Sie ihre Leistung jeden Tag – ob Sie wollen oder nicht. Sie haben gar keine andere Wahl. Sie haben nur die Wahl, sich gut oder schlecht zu verkaufen. Natürlich bleiben Sie in erster Linie Mediziner, aber wirtschaftliche Scheuklappen kann sich heute niemand mehr leisten. Dabei sind es häufig Kleinigkeiten, die große Wirkung entfalten, im positiven wie negativen Sinne. Roger Rankel und ich haben so oft über unsere Arbeit diskutiert, dass irgendwann die Idee zu diesem Buch entstand. Die Grundidee: Wir bringen „Verkaufsdenken" und zahnmedizinische Branchenkenntnis zusammen. Damit bieten wir Ihnen mehr als eines der üblichen Bücher zum Praxismarketing, die immer ein wenig wie BWL-Nachhilfe für Zahnärzte anmuten und nicht selten kurz vor dem Praxisalltag stoppen. Unser Ziel: ein – im doppelten Wortsinne – „praxis"-orientierter Leitfaden, mit Ideen, die Sie direkt umsetzen können. Sie werden sehen, dass vieles, was Ihre Praxis voranbringt, gar nichts kostet, außer ein wenig Kreativität und Einsatz. Wenn wir Ihnen zu Investitionen raten, dann zu solchen, die sich lohnen. Manches, das wir vorschlagen, werden Sie vielleicht längst berücksichtigen. Dann blättern Sie bitte einfach weiter. Aber vieles wird neu und nützlich für Sie sein. Wir wünschen Ihnen eine spannende, unterhaltsame und inspirierende Lektüre!

Im August 2009
Oliver Reichert di Lorenzen
Roger Rankel

Was nützt es, gut zu sein,
wenn keiner es weiß?

Hermann Scherer, Unternehmer und Marketingexperte

Marketing:
Leistung sichtbar machen

„Verdient Ihr Wartezimmer schon Geld?" „Wollen Sie den Unternehmer in sich wecken?" – so tönt es den Ärzten in den letzten Jahren mehr und mehr entgegen. Die Zahl der Anbieter für „Praxismarketing" wächst, doch viele Ärzte sehen sich durch solche Offerten in eine Rolle gedrängt, die sie definitiv nicht einnehmen wollen: die eines Marktschreiers, der sein „Produkt" anpreist wie der Obstverkäufer auf dem Wochenmarkt. Die zahnärztlichen Kollegen, die wir kennen, wollen vor allem eins: eine gute ärztliche Versorgung für ihre Patienten bieten. Dass eine anspruchsvolle Dienstleistung angemessen honoriert werden sollte, versteht sich dabei eigentlich von selbst. Doch unbestreitbar wird gerade das unter dem zunehmenden Kostendruck im Gesundheitswesen immer schwieriger. Hinzu kommt: Patienten sind mehr und mehr verunsichert, und sie haben die Wahl unter immer mehr Zahnärzten. Versetzen wir uns für einen Moment in ihre Lage.

Ein Patient, der in Ihre Praxis kommt, ist gezwungen, Ihnen einen Vertrauensvorschuss zu geben. Die fachliche Qualität Ihrer Leistung kann er nicht beurteilen (bzw. allenfalls in einigen Jahren, wenn sich die Haltbarkeit der von Ihnen vorgeschlagenen Lösung erwiesen hat). Also wird Ihr Patient dankbar sein für alle Indizien, die ihn in seiner Arztwahl bestärken. Machen die Praxisräume einen modernen, „aufgeräumten" Eindruck? Bringt man ihm Wertschätzung entgegen? Manche Kollegen würden sich wundern, welche abenteuerlichen Schlussfolgerungen aus zerlesenen Zeitschriften im Wartezimmer und einer Spinnwebe im Blickfeld des Behandlungsstuhls gezogen werden. Bereits hier beginnt „Marketing".

Marketing ist Kommunikation. Gelungenes Praxismarketing ist für uns die erfolgreiche Kommunikation Ihrer ärztlichen Leistung. Das beginnt bei Kleinigkeiten wie der zitierten Spinnwebe, und es endet bei der durchdachten Vermittlung Ihres Behandlungskonzepts an Ihre Zielgruppe. Machen Sie Ihre Leistung sichtbar und freuen Sie sich über zufriedene Patienten! Zufriedene Patienten werden Sie weiterempfehlen, und sie werden Ihre Arbeit angemessen honorieren. So gesehen, sind „Ethik" und „Monetik" kein Widerspruch – sie gehören untrennbar zusammen. Und so gesehen ist Praxismarketing auch nichts Fachfremdes, das wir Ihnen aufzwingen wollen. Schon wenn Sie über die Zeitungsauswahl im Wartezimmer nachdenken oder Ihr letztes Weiterbildungszertifikat gerahmt aufhängen, machen Sie Marketing. Warum dann nicht gleich mit durchdachtem Konzept?

---

1   Quelle: Bundeszahnärztekammer (Internet: www.bzaek.de).
2   Quelle: *Spiegel online* vom 26. Juni 2008 („Bevölkerung schrumpft – trotz Geburtenanstieg"). 2007 überstieg die Zahl der Sterbefälle die der Geburten um 97.000.
3   *Ärzte im Zukunftsmarkt Gesundheit 2008*. Deutschlandweite Befragung niedergelassener Ärztinnen und Ärzte. Eine Studie der Stiftung Gesundheit. Kurzfassung im Internet (www.stiftung-gesundheit.de/PDF/studien/AeIZG-2008-Kurzfassung.pdf). Für „eher wichtig" hielten 36,8 % der Befragten Marketingmaßnahmen; für „sehr wichtig" 23,2 %.

Ich bin Arzt – und kein Verkäufer!

Überleben im Verdrängungswettbewerb

Seit 1992 ist die Zahl der Zahnärzte in Deutschland stetig gestiegen, von 71.528 Ende 1992 auf 83.424 Ende 2007.[1] Die Zahl der Patienten hat sich keineswegs im gleichen Maße erhöht, denn die deutsche Bevölkerung schrumpft seit Jahren, allein 2007 um fast 100.000 Menschen.[2] Gleichzeitig sind die Kassen leer – allenthalben ist von Kostendämpfung im Gesundheitswesen die Rede, eine so genannte Reform jagt die nächste. Betriebswirte konstatieren in einer derartigen Situation nüchtern einen Verdrängungswettbewerb, in dem zwangsläufig nicht alle überleben oder gar „gut leben" können.

In der Ärzteschaft scheint dies zu einem allmählichen Bewusstseinswandel zu führen: 60 Prozent aller niedergelassenen Kollegen halten Marketingmaßnahmen heute für „wichtig", so eine Studie der Stiftung Gesundheit aus dem Jahre 2008. Knapp 2.700 Ärzte hatten dazu einen Onlinefragebogen der Hamburger Stiftung ausgefüllt. Problem erkannt, Problem gebannt? Keineswegs, denn ein Marketingbudget sahen im gleichen Zeitraum gerade einmal 13 Prozent der Ärzte und Zahnärzte vor.[3] Praxismarketing scheint damit das Schicksal zahlreicher guter Vorsätze zu teilen, von „Abnehmen" bis „Keller aufräumen".

Dass es nicht mehr genügt, ein Praxisschild an den Hauseingang zu schrauben, um sich auf dem „Gesundheitsmarkt" zu behaupten, überrascht daher kaum. Und ein solcher Markt etabliert sich unweigerlich in dem Moment, in dem Patienten Zuzahlungen leisten und manche Behandlungsmethoden nicht von den Krankenkassen finanziert werden. Dennoch sträuben viele Ärzte sich nach wie vor, sich in die Rolle eines kühl kalkulierenden Unternehmers drängen zu lassen. Ihr Credo: „Ich bin Arzt – und kein Verkäufer!"

> **Zwischenruf Roger Rankel**
>
> Sind Sie wirklich kein Verkäufer? Ich behaupte: Doch, Sie sind einer! Selbst wenn Sie heute Ihren freien Tag haben, haben Sie vermutlich schon irgendetwas „verkauft" – Ihrer Partnerin oder Ihrem Partner Ihre Vorstellung vom weiteren Tagesprogramm, Ihrem Kind das richtige Outfit dafür (etwa die neue Jeans statt der grellgrünen Lieblingshose), Ihrer Mutter, dass Sie nun doch erst nächste Woche vorbeischauen ... Wir alle verkaufen unsere Standpunkte, und zwar ständig. Nur nennen wir es nicht so, sondern sprechen lieber vom „Überzeugen" oder davon, dass wir „gute Argumente" haben. Genau das zeichnet echte Verkäufer aus!

Es geht im Folgenden also nicht darum, Ihnen „Tricks" zu liefern, wie Sie Ihren Patienten irgendetwas „aufschwatzen". Es geht vielmehr um Anregungen, wie Sie Ihre Leistung überzeugend kommunizieren. Verabschieden Sie sich daher von einem überholten Verkäufer-Feindbild, das im Übrigen typisch für Deutschland ist. In den USA geht man ganz selbstverständlich davon aus, dass es nicht ausreicht, gut zu sein, sondern dass man auch dafür sorgen muss, dass dies nach außen deutlich wird. Auch gutes Verkaufen hat jenseits des Atlantik ein ganz anderes Image als bei uns. Wer miese Qualität liefert, wird dies über kurz oder lang ohnehin auch geschäftlich zu spüren bekommen. Die Insolvenz des Dental-Discounters „McZahn" Ende 2008, der zuvor in einer seiner Praxen auch durch Pfusch am Patienten auf sich aufmerksam gemacht hatte[4], zeugt davon. Umgekehrt wird leider nicht unbedingt ein Schuh daraus: Ihre Arbeit mag technisch perfekt sein – aber weiß Ihr Patient das auch? In vielen Fällen geht er davon aus, dass alle Zahnärzte mehr oder weniger das Gleiche bieten. Das Er-

---

4   Quelle: *stern* vom 07. 07. 2007 („McZahn. Ärger beim Zahn-Discounter") und *Spiegel online* vom 01. 10. 2008 („McZahn ist pleite").
5   H. Börkircher/S. Nemec (Hrsg.): *Die Zahnarztpraxis als Marke*. Bd. 1. Köln 2005, S. 25.

scheinungsbild entscheidet über den Erfolg der Praxis, meinen jedenfalls die PR-Spezialisten Dr. Franziska Feichter und Professor Dieter Herbst, „denn die Leistung des Zahnarztes kann qualitativ überlegen und handwerklich herausragend sein – wenn die Kunden dies nicht genauso sehen, ist der Vorteil unwichtig."[5]

Die Praxis als Marke, wenn ich das schon höre …
Gelebtes Marketing statt Beraterfloskeln

Nehmen wir als Ausgangspunkt zwei Zahnarztpraxen aus unserem persönlichen Umfeld: Zum einen eine „alteingesessene" Praxis in einer noblen Hamburger Straße, nicht weit von der Universität, mit einem sehr internationalen und tendenziell akademischen Patientenstamm. Der Arzt, selbst weit gereist und polyglott, wechselt problemlos ins Englische oder Französische und überrascht selbst Patienten aus dem arabischen Raum mit ein paar Wendungen in ihrer Muttersprache. Diese Weltläufigkeit prägt die gesamte Praxis vom international zusammengesetzten Praxisteam über die Zeitschriftenauswahl im Wartezimmer bis zur Mitarbeiterin am Empfang, die ganz selbstverständlich Termine auch auf Englisch vergibt. Die Praxisräume sind hell und ansprechend, aber nicht außergewöhnlich eingerichtet, wenn man von den großformatigen Landschaftsfotos an den Wänden absieht, die auf verschiedenen Reisen entstanden sind und immer wieder Anlass zu kurzen Gesprächen geben. Er mache kein Marketing, behauptet der Praxisinhaber, aber: „Meine Patienten finden einfach den Weg zu mir." Dazu zählen neben Wissenschaftlern, Studenten und Gastdozenten auch viele Mitarbeiter international tätiger Unternehmen mit Sitz in Hamburg.

Szenenwechsel: eine relativ junge Praxis in einem Neubaugebiet, in dem überwiegend junge Familien wohnen. Der Zahnarzt hat einiges getan, um kleinen Patienten die Angst vor dem Arztbesuch zu nehmen. Hier erinnert die Spielecke nicht an ein abgelegtes Kinderzimmersortiment aus längst vergangenen Tagen, sondern ist mit neuwertigen Kindermöbeln und gerade „angesagten" Bilderbüchern und Spielsachen bestückt, die selbstverständlich regelmäßig erneuert werden. Der durchdachte Einsatz von Farbe nimmt den Räumen den strengen klinischen Charakter. Auf Furcht einflößende medizinische Darstellungen als „Raumschmuck" in den Behandlungszimmern wurde konsequent verzichtet. Den Kleinsten erklärt Handpuppe Billy Zahn, wie man die Zähne richtig putzt und was der Doktor gleich machen wird. Der stellt sich Kindern übrigens mit „Thomas" vor, trägt ein buntes Poloshirt und hat für Kinder beim Abschied ein kleines Geschenk vom Lillyfee-Sticker bis zum Bob der Baumeister-Ausmalbild. Die Kinder sind begeistert, die Mütter ebenso. Als Sympathieträger gewinnt der Zahnarzt die ganze Familie und ist längst über das Wohngebiet hinaus bekannt. Ob er sich mit der Handpuppe nicht etwas albern vorkomme? „Nein, wieso? Ich arbeite sehr gern mit Kindern."

Zwischenruf Roger Rankel

Wasser auf meine Mühlen! Zwei Mal exzellentes Marketing in eigener Sache. Beide Zahnärzte sind zu 100 Prozent überzeugt von dem, was sie tun, und sprechen ihre Zielgruppe gezielt an, ohne offensiv die Werbetrommel zu schlagen. Der jeweilige Auftritt ist in sich stimmig und „spricht" so für sich. „Kaufen lassen statt verkaufen" lautet die Erfolgsmaxime, die ich meinen Kunden aus ganz unterschiedlichen Branchen mit auf den Weg gebe, und die funktioniert auch bei Ihrer Praxis!

Die Praxen könnten unterschiedlicher kaum sein, doch eines haben sie gemeinsam: Sie sind nicht „gesichtslos", sondern besitzen ein klares Konzept, das (bestimmte) Patienten anspricht und dafür sorgt, dass diese sich gut aufgehoben fühlen. „Be different – or die!" fasst Professor Gerhard Riegl, einer der erfahrensten Berater im Bereich des

Medizinmarketing, dieses Grundrezept drastisch zusammen.[6] Bei beiden Praxen ist augenfällig, wofür sie stehen. Das flößt Vertrauen ein und macht sie für die jeweilige Zielgruppe attraktiv. Und das verbindet sie mit klassischen Marken von Audi bis Nivea. Über den harten Markenkern hinaus bietet jede Marke ein zuverlässiges Qualitätsversprechen und eine Aura weicher, emotionaler Eigenschaften – sei es nun „sportlicher Fahrspaß" bei Audi, „bewährte und zuverlässige Pflege" bei Nivea; sei es „Wir gehen sensibel auf Ihre Kinder ein!" oder „Wir stehen für Weltoffenheit und Internationalität".

Marketing bedeutet also weit mehr als ein schickes Logo auf der Visitenkarte oder im Briefkopf – es bedeutet, sich der eigenen Stärken und Vorstellungen von Praxisführung bewusst zu werden, diese auf ihre wirtschaftliche Tragfähigkeit zu prüfen und gezielt nach außen zu „leben". Im Idealfall ergibt sich so ein stimmiges Gesamtkonzept, das zu Ihrer Person ebenso passt wie zu Ihrer bevorzugten Zielgruppe.

Dabei gilt: Die wichtigsten Bausteine, die Ihre „Marke" nach außen tragen, gibt es in jeder Praxis. Dazu zählen beispielsweise
- Ihr Auftreten und das Ihres Praxisteams,
- die Praxisbekleidung,
- die Gestaltung von Informationsmedien wie Visitenkarten, Terminzettel, Briefbögen,
- Gestaltung und Inhalte von Informationsbroschüren und Internetauftritt,
- die Praxiseinrichtung.

Was hindert Sie also, das, was Sie ohnehin tun, einmal auf seine „Markenbotschaften" hin zu überprüfen und für ein stimmiges Gesamtkonzept zu sorgen? Der erste und weitaus wichtigste Schritt ist dabei, sich darüber klar zu werden, für was Sie stehen – und nicht etwa,

---

6 Zit. nach Rüdiger Schott, „Die Zahnarztpraxis als Center of Excellence", BZB, November 2005, S. 20.

irgendeinen Berater zu engagieren, der ein originelles Logo oder ein imposantes Leitbild für Sie entwickelt. Natürlich ist diese optische Umsetzung wichtig (was Sie davon abhalten sollte, auf vorgefertigte Bausteine zurückzugreifen oder gar selbst zu „basteln"), aber erst kommt der Inhalt und dann die Verpackung. Mehr zum Praxiskonzept lesen Sie im zweiten Kapitel.

Was ist gegen Terminzettel vom Zahnpastahersteller zu sagen?
Auch der CI-Teufel steckt im Detail

Um die Eingangsfrage gleich zu beantworten: Gegen die beliebten Reklamezettelchen zur Terminerinnerung spricht ungefähr dasselbe wie gegen die Idee, die alte Ledercouch im Wartezimmer zu nutzen statt den nächsten Sperrmülltermin abzuwarten. Reine Äußerlichkeiten? Mag sein, doch der Mensch ist nun mal ein „Augentier", und unsere Urteilsbildung verläuft längst nicht so ‚rational' und ‚objektiv', wie wir gerne annehmen. Testfrage: Warum ist Ihr Lieblingsrestaurant Ihr Lieblingsrestaurant? Vielleicht haben Sie spontan gedacht: „Weil mir das Essen dort schmeckt." Das ist sicherlich ein Punkt, aber Sie werden vermutlich auch das Ambiente, die Einrichtung, den Service zu schätzen wissen. Würden die Speisen dort plötzlich auf Papptellern serviert und das Mobiliar durch rustikale Massivholzmöbel ersetzt, würden Sie möglicherweise das Lokal wechseln – selbst wenn der Koch noch derselbe wäre.

Äußerlichkeiten dokumentieren das eigene Selbstverständnis. Ob Sie Golf fahren oder BMW, Jeans tragen oder Maßanzüge, sagt ebenso etwas über Sie, Ihre Werte und Prioritäten aus wie die Einrichtung Ihrer Wohnung oder Ihrer Praxis. Marketingfachleute sprechen in diesem Zusammenhang von der „Corporate Identity", die durch optische Mittel („Corporate Design"), gezielte Kommunikationsmaßnahmen („Corporate Communication") und das Verhalten der Mitarbeiter („Corporate Behavior") nach außen getragen wird. Hinter diesen modischen Anglizismen verbirgt sich die simple Tatsache, dass auch Unternehmen und Institutionen eine „Persönlichkeit" zugeschrieben wird, und zwar aufgrund von äußeren Merkmalen wie auch aufgrund des Auftretens der Beteiligten. Große Unternehmen beschäftigen Heerscharen von PR-Fachleuten und Werbern, um die CI ihres Hauses gezielt zu gestalten. Das kann überlebenswichtig sein, etwa wenn es wie im Falle Audi darum geht, das altbackene Image der Sechziger- und Siebzigerjahre („Mann mit Hut am Steuer") abzustreifen und durch ein sportlich-dynamisches zu ersetzen. Mit Erfolg: Ältere Herren mit Hut findet man heute am Steuer eines Audi nur noch selten, eher die gut verdienenden Businesskunden.

So gesehen, machen Sie sich mit dem Reklamezettel der Zahnpastafirma zum Wasserträger eines anderen Unternehmens, dem Sie noch dazu Ihren medizinischen Segen erteilen. Und Sie verschenken eine Chance, Ihr eigenes Selbstverständnis gut sichtbar zu dokumentieren – auf einem Medium, das Ihr Patient mit nach Hause trägt und aufhebt, etwa an der Pinnwand in Flur oder Küche. Ein individuell gestalteter Terminzettel mit Ihren Kontaktdaten erspart also nicht nur viel beschäftigten Patienten wie Roger Rankel eine mühsame Recherche (vgl. „Statt einer Einführung"); viel wichtiger: Er ist ein kleiner, aber feiner Baustein bei der Gestaltung Ihrer Praxisidentität. Ein solcher Terminzettel wird beim Familienzahnarzt anders aussehen als in der weltläufigen Großstadtpraxis und in der exklusiven Privatpraxis andere Erwartungen erfüllen müssen als in einer durchschnittlichen Kassenpraxis. Ein hochwertiger Karton mit Silberprägung transportiert eben eine andere Botschaft als ein Standardpapier, das in frischen Farben bedruckt ist. Was im einen Fall passt, kann im anderen überzogen wirken. Und warum nicht auf der Rückseite statt bunter Reklamebildchen die eigene Praxisphilosophie unterbringen? („Was uns auszeichnet")

Natürlich ist der Terminzettel nur ein kleines, aber augenfälliges Beispiel für die Möglichkeiten, das eigene Selbstverständnis nach außen zu tragen. Und natürlich stehen inhaltliche Grundsatzfragen am Anfang, bevor Sie über Corporate Design nachdenken sollten:
- Wofür stehe ich, was macht mich aus?
- Welche Patienten will ich vorwiegend ansprechen?

Erst wenn diese Fragen beantwortet sind, lohnt es sich, über Logo und Terminzettel nachzudenken oder sogar den Maler zu bestellen und das Wartezimmer neu zu möblieren. Verlassen Sie sich bei Fragen des Corporate Design nicht nur auf Ihren persönlichen Geschmack, sondern konsultieren Sie Profis wie Grafikdesigner oder Einrichtungsberater. Wichtig ist allerdings, dass Sie wissen, was Sie wollen – welche Botschaft „rüberkommen" soll. Seien Sie misstrauisch, wenn man Ihnen Standardlösungen präsentiert und sich nicht die Zeit nimmt, Ihre Vorstellungen gründlich auszuloten. Ideal sind Dienstleister, die regelmäßig für Mediziner arbeiten und die Anliegen von Ärzten wirklich verstehen. Achten Sie darauf, die einmal gefundene Linie konsequent in allen Bereichen durchzuhalten. Dies betrifft beispielsweise die Praxiskleidung. Einheitliche farbige Poloshirts passen gut zur Familienpraxis, wären für eine Praxis mit Schwerpunkt Zahnästhetik jedoch zu salopp. Und es betrifft selbstredend die Praxiseinrichtung vom Blumenschmuck bis zum Mobiliar. Dabei kann man häufig schon mit wenigen Mitteln (etwa Bildern) die gewünschten Akzente setzen. Zentral sind dabei immer die Fragen
- Was sagt das jeweilige Gestaltungsmittel über mich aus?
- Wie wirkt das auf meine Patienten?

Wer sich diese Fragen ernsthaft stellt, kommt gar nicht erst auf die Idee, sein Wartezimmer etwa mit den Zahnarztkarikaturen Honoré Daumiers zu dekorieren, die die Methoden des Zähneziehens im 19. Jahrhundert eher drastisch dokumentieren – wie ein Kollege in einer westfälischen Universitätsstadt. Das beweist zwar Sinn für Ironie, aber nicht unbedingt Sensibilität angesichts der Ängste vieler Patienten.

Zwischenruf Roger Rankel

Ich bin Experte für Kundengewinnung, kein Mediziner. Kommen Sie mir ein bisschen entgegen, helfen Sie mir, damit ich Ihnen mein Vertrauen schenken kann! Bei einem meiner Zahnarztbesuche kümmerte auf dem Empfangstresen ein Blumenstrauß in milchigtrüber Brühe, die Helferin hatte einen (zugegebenermaßen winzigen) Kaffeefleck auf dem Kittel, das Behandlungszimmer schmückten angejahrte Reklameposter einer Pharmafirma. Ich habe den Zahnarzt gewechselt, obwohl an seiner Behandlung „eigentlich" nichts auszusetzen war. Vielleicht war er genau der richtige Fachmann für mich. Trotzdem fühlte ich mich unwohl. Im Marketing gibt es für diesen Effekt einen besonderen Begriff: Wenn Kunden die Qualität eines Angebots nicht einschätzen können, orientieren Sie sich an so genannten Qualitätssurrogaten – beispielsweise Außenauftritt, Design, Gütesiegel (bzw. Titel, Zertifikate), Bekanntheitsgrad, aber auch Sauberkeit, Pünktlichkeit und Service. Bieten Sie Ihren Patienten die passenden Qualitätssurrogate?

Wer tagtäglich viele Stunden in seiner Praxis verbringt, wird nach und nach blind für deren Besonderheiten und auch für kleine Schönheitsfehler. Irgendwann sieht man den Fleck an der Wand oder die bröckelnde Farbe an der Eingangstür buchstäblich nicht mehr, ebenso wenig, dass die am Aktenschrank klebenden Checklisten der Helferinnen längst angegilbt sind und Eselsohren aufweisen. Einige Zahnarztkollegen im Hamburger Raum haben daraus Konsequenzen gezogen und sich zu einem Qualitätszirkel zusammengeschlossen, der diese und andere Formen der Betriebsblindheit bekämpfen hilft: Sie treffen sich reihum alle zwei Monate abends in einer der Praxen. Der Praxisinhaber stellt seine Räume und das Praxiskonzept vor und bekommt von seinen Kollegen Feedback. Möglicherweise finden auch Sie einige Fachkollegen, mit denen Sie nicht in direktem Wettbewerb stehen und die für eine derartige Kooperation aufgeschlossen sind?

Vermeintliche Äußerlichkeiten sind also durchaus wichtig, doch natürlich muss eine Praxisidentität auch von den Mitarbeitern gelebt werden. Wer Wert darauf legt, dass sich die Patienten in seiner „Wohlfühlpraxis" gut aufgehoben fühlen und ihn auch an sensible Menschen und Angstpatienten weiterempfehlen, wird dies allein mit Ambiente und Einrichtung kaum erreichen. Neben dem eigenen Umgang mit den Patienten muss auch das Verhalten der Helferinnen und der allgemeine Umgangston in der Praxis dazu passen und von besonderer Freundlichkeit und Wertschätzung geprägt sein – siehe den obigen Hinweis auf das „Corporate Behavior". Leichter gesagt als getan, meinen Sie? Mehr zu Mitarbeiterauswahl und Mitarbeiterführung lesen Sie im letzten Kapitel.

Wieso wird Kollege X ständig weiterempfohlen?

Wie Sie auch ohne Werbung neue Patienten gewinnen

Es gibt sie in allen Branchen: Menschen, die in ihrer Region fast jeder kennt und die gerne und vielfach weiterempfohlen werden. Weiterempfehlungen von Patienten sind gerade für Zahnärzte ein wichtiges Instrument, ihren Praxisumsatz zu sichern und zu steigern. Empfehlungen sind auch deshalb die beste „Werbung" für eine Praxis, weil sie Ärzten wie Patienten gleichermaßen entgegenkommen. 60 bis 80 Prozent aller Menschen haben Angst vor dem Zahnarzt, so das Magazin Focus Ende 2008 unter Berufung auf Professor Peter Jöhren, Leiter der Zahnklinik Bochum, der an der Universität

Witten-Herdecke zum Thema Zahnarztangst forscht.[7] 20 Prozent von ihnen gelten als besonders ängstlich, 5 Prozent leiden sogar an einer ausgesprochenen Zahnbehandlungsphobie. „Gern" zum Zahnarzt geht offensichtlich kaum jemand. Es liegt nahe, dass man in einem derart sensiblen Bereich am liebsten auf eine Empfehlung vertraut und nur ungern ins Telefonbuch schaut.

Außerdem ist Werbung im Medizinsektor nach wie vor heikel. Zwar wurde das Werbeverbot für Ärzte im Gefolge der Rechtsprechung des Bundesverfassungsgerichts in den vergangenen Jahren gelockert, die jeweiligen Ärztekammern wachen aber nach wie vor streng darüber, dass bestimmte enge Grenzen nicht überschritten werden. So heißt es in der Musterberufsordnung für Zahnärzte vom 16. Februar 2005: „Dem Zahnarzt sind sachliche Informationen über seine Berufstätigkeit gestattet. Berufswidrige Werbung ist dem Zahnarzt untersagt. Berufswidrig ist insbesondere eine anpreisende, irreführende, herabsetzende oder vergleichende Werbung. Der Zahnarzt darf eine berufswidrige Werbung durch Dritte weder veranlassen noch dulden und hat dem entgegen zu wirken."[8]

Angesichts dieser eher vagen Umschreibung ist es kaum verwunderlich, dass um Praxisbezeichnungen, die Größe von Praxisschildern oder Website-Inhalte immer wieder Prozesse geführt werden. Mundpropaganda durch Patienten ist daher nicht nur die wirksamste Werbung, die Sie sich vorstellen können – sie ist garantiert auch rechtlich unproblematisch. Was müssen Sie tun, um regelmäßig weiterempfohlen zu werden, und zwar vor allem an Ihre Wunschpatienten? „Gute Arbeit leisten" ist das, was den meisten Kollegen bei dieser Frage als Erstes in den Sinn kommt. Das versteht sich von selbst, denn nur zufriedene Patienten werden Sie weiterempfehlen.

---

7   *Focus*, 17. 11. 2008 („Übergroße Angst vor dem Zahnarzt?").
8   § 21, Absatz (1). Die Musterberufsordnung im Internet:
    www.bzaek.de/list/recht/mbo050216.pdf – Maßgeblich für den Arzt ist die Umsetzung durch die zuständige Landesärztekammer.

Häufig wird dabei übersehen, dass Zufriedenheit ein sehr subjektiver Wert ist. Etliche Kollegen gehen unausgesprochen davon aus, dass teure Investitionen in hochmoderne Technik die Zufriedenheit ihrer Patienten steigern. Doch so wünschenswert natürlich ein exzellenter technischer Standard ist: Wird das dem Patienten überhaupt systematisch kommuniziert? In kaum einer Praxis gibt es beispielsweise für Neupatienten einen kurzen Praxisrundgang, in dem eine versierte Helferin deren Vorzüge erläutert. Und selbst wenn: Ist Technik für Patienten tatsächlich ein wesentlicher Zufriedenheitsfaktor? Den meisten Patienten kommt es im Wesentlichen darauf an, dass ihnen der Zahnarzt nicht weh tut und dass das Ergebnis stimmt. Ob sie dabei auf dem modernsten Behandlungsstuhl Europas sitzen, ist ihnen weniger wichtig. Sie selbst schauen bei Ihrem Lieblingsrestaurant ja auch nicht in der Küche nach, ob dort ein Induktionsherd steht oder nur ein Standardgerät.

Eine wissenschaftliche Erklärung für diesen Zusammenhang bietet das „Kano-Modell" der Kundenzufriedenheit, das der Tokioter Professor Noriaki Kano in den Siebzigerjahren entwickelte. Dessen Kernaussage lautet: Die Erfüllung von Basisanforderungen und üblichen Leistungsanforderungen versetzt den Kunden nicht in Begeisterung. Hier reagiert er vor allem dann – und zwar mit Unzufriedenheit –, wenn seine Erwartungen nicht erfüllt werden. Echte Kundenbegeisterung löst erst die Erfüllung zusätzlicher Anforderungen aus, die der Kunde nicht erwartete und die ihm häufig nicht einmal bewusst sind.[9] Wenn Ihr Autohändler das neue Cabrio in einwandfreiem Zustand und pünktlich liefert, versetzt Sie das kaum in Verzückung. Deponiert er jedoch einen Picknickkorb und eine Flasche Champagner auf dem Beifahrersitz und wünscht Ihnen mit einer hochwertigen Karte viel Spaß bei der ersten Spritztour, erzählen Sie es Ihren Freunden weiter.

---

9 Eine Übersicht des Modells findet sich im Internet unter www.4managers.de (Stichwort: „Kano-Analyse").

Natürlich ist damit nicht gemeint, dass Sie Ihre Patienten mit Zusatzgeschenken beglücken sollen. Aber gehen Sie getrost davon aus, dass die meisten Patienten eine einwandfreie Behandlung nach den neuesten Standards voraussetzen – und dass Ihre eigenen Kriterien für besondere Zufriedenheit sich nicht zwangsläufig mit denen Ihrer Patienten decken. Was könnte Ihre Patienten begeistern? Beim viel beschäftigten Manager ist es vielleicht die Möglichkeit einer Abend- oder Samstagsprechstunde, bei Eltern, dass Sie sich noch an Lieblingsbuch oder Hobby ihres Kindes erinnern (ein entsprechender Vermerk in der Datei kostet Sie vielleicht 10 Sekunden), bei jüngeren Patienten der Flachbildschirm im Wartezimmer oder die Möglichkeit, Termine online zu buchen. Welche Patienten spielen in Ihrer Praxis die größte Rolle und wie gehen Sie auf diese Gruppe ein? Unterschätzt werden vielfach auch die „weichen" Faktoren, die nichts kosten als ein wenig Empathie. Manchen Patienten begeistert schon eine laienfreundliche, geduldige Erläuterung der folgenden Behandlung, ein ernst gemeintes Nachhaken („Haben Sie noch Fragen?") und der Hinweis: „Ich beginne jetzt. Wenn irgendetwas ist, heben Sie einfach die linke Hand!" Und warum nicht Patienten am Tag nach einer größeren Behandlung von einer kompetenten Helferin anrufen lassen („Der Doktor möchte wissen, ob es Ihnen gut geht?").

Zwischenruf Roger Rankel

Ich bin ein ausgesprochener Fan von Empfehlungen und gewinne neue Kunden ausschließlich auf diesem Wege. Unter dem Titel „Endlich Empfehlungen!" habe ich überdies eine systematische Methode der Neukundengewinnung entwickelt und inzwischen an viele Tausende Interessierte in Vorträgen und Seminare vermittelt. Nicht alles ist eins zu eins auf Ärzte übertragbar, aber zwei Hinweise möchte ich Ihnen auf jeden Fall mitgeben:

1. Gehen Sie davon aus, dass die meisten Menschen sehr gerne Empfehlungen aussprechen. Wer einem anderen eine Empfehlung geben kann, fühlt sich gut, wird für einen Moment zum „Helden". Wer Sie empfiehlt, tut sich selbst also einen mindestens ebenso großen Gefallen wie Ihnen.
2. Wenn Sie Empfehlungen nicht dem Zufall überlassen wollen, setzen Sie routinemäßig die richtigen Impulse. Fragen Sie beispielsweise jeden neuen Patienten danach, wie er auf Ihre Praxis aufmerksam geworden ist. Verweist er auf eine Empfehlung, zeigen Sie ruhig, dass Sie das freut („Wir werden häufig empfohlen, was mich sehr freut. Es zeigt mir, dass unsere Patienten die Art der Behandlung hier schätzen. Wenn Sie sich hier gut aufgehoben fühlen, empfehlen Sie mich gerne weiter.") Entscheiden Sie bewusst, bei wem Sie diesen Hinweis geben. Dadurch können Sie mit beeinflussen, wer den Weg in Ihre Praxis findet.

Website? Meine Patienten finden mich auch so!
Wozu ein Internetauftritt gut ist

Über drei Viertel der Deutschen zwischen 14 und 64 Jahren nutzen nach einer Allensbacher Studie heute auch privat das Internet.[10] Für viele Menschen ist der Weg ins Netz der erste Weg, gleichgültig, ob es um das lokale Kulturprogramm oder um die Urlaubsplanung geht. Was liegt näher, als sich auch über seinen Arzt oder Zahnarzt erst einmal im Internet ein Bild zu machen? Glaubt man der Hamburger Stiftung Gesundheit, die unter der Überschrift „Ärzte im Zukunftsmarkt Gesundheit" jährlich niedergelassene Ärzte und Zahnärzte befragt, hat eine große Zahl der Kollegen inzwischen darauf reagiert: Immerhin knapp 54 Prozent von ihnen haben eine Praxis-Homepage.[11] Die übrigen zucken im Gespräch häufig nur die Achseln, wenn die Rede auf das Internet kommt. Eine Website wird als „überflüssig" abgetan, weil auch so Patienten den Weg in die Praxis fänden. Nur welche? Und wie lange noch? Keiner der Netzverächter kann überdies Vergleiche zur Patientensituation mit einer gut gestalteten und zielgruppengerechten Homepage ziehen.

Was mich bei solchen Reaktionen wundert, ist die fast reflexhafte Abwehr eines neuen Instrumentes. Gleichzeitig blicken immer mehr Ärzte pessimistisch in die Zukunft: Laut „Medizinklimaindex Frühjahr 2009" beurteilen 35,7 Prozent der Zahnärzte ihre wirtschaftliche Lage als „schlecht" („stabil": 40,5 Prozent; „gut": 23,8 Prozent) und 54,8 Prozent der Zahnärzte rechnen mit einer „Verschlechterung" der Lage („Verbesserung": 7,1 Prozent; „keine Veränderung: 38,1 Prozent).[12] Genug der Zahlen. Solche Statistiken bestätigen letztlich nur den gefühlten Eindruck, dass viele Ärzte sich Sorgen machen, wie es weitergeht.

Zwischenruf Roger Rankel

So viel folgenloser Zukunftspessimismus macht mich ganz ungeduldig: Jammern und schwarzsehen allein ändert nichts! Und wenn Sie nur das machen, was Sie immer schon gemacht haben, werden Sie auch nur das bekommen, was Sie immer schon bekommen haben! Während heute fast jeder Pizzabäcker und jede Autowerkstatt im Netz vertreten ist, wollen Sie darauf verzichten?

---

10 Exakt 76 %, so die „Allensbacher Computer- und Technik-Analyse" im August 2008. Quelle: www.digitale-chancen.de.
11 Vgl. www.stiftung-gesundheit.de/PDF/studien/AeIZG-2008-Kurzfassung.pdf
12 Quelle: www.stiftung-gesundheit.de/PDF/studien/Medizinklimaindex_Fruehjahr_2009.pdf

Eine gut gestaltete Website hat verschiedene Funktionen:
- Sie wirkt als elektronische Visitenkarte, mit der Sie Ihre Person, Ihre Praxisphilosophie und Ihr Team vorstellen;
- Sie bietet Service für Ihre Patienten (von der Wegbeschreibung und Erreichbarkeit mit öffentlichen Verkehrsmitteln bis zur elektronischen Terminvergabe);
- Sie sorgt dafür, dass Sie von den Patienten gefunden werden, für die das Netz inzwischen das Recherchemedium ist;
- Sie kann dazu beitragen, dass Sie von lokalen und überregionalen Medien eher als Experte wahrgenommen werden und so Gelegenheit erhalten, sich einer breiten Öffentlichkeit zu präsentieren.

Ein weiterer, nicht zu unterschätzender Nebeneffekt besteht darin, dass die Planung eines Internetauftritts Sie unweigerlich veranlassen wird, über sich und Ihre Praxis, über Ihren Auftritt und Ihre Ziele nachzudenken. Sie werden zum Beispiel sehr wahrscheinlich anfangen, sich die Seiten Ihrer Kollegen anzusehen, Sie werden sich vergleichen, Anregungen bekommen und so auch immer klarer sehen, was Sie definitiv _nicht_ wollen. Seien Sie kritisch: Etliche Ärzte gehen mit selbst gebastelten Seiten ins Netz, und das sieht man solchen Auftritten im Allgemeinen auch an. Wie gering Marketing in der Praxis von vielen Kollegen geschätzt wird, zeigt die Tatsache, dass über ein Drittel aller Ärzte eigenen Aussagen zufolge maximal 100 Euro in ihre Website investiert hat, drei Viertel aller Praxen geben dafür weniger als 1000 Euro aus.[13] Eine wirklich professionelle Seite ist dafür kaum zu haben. Überschlagen Sie einmal, wie schnell sich auch eine etwas höhere Investition rechnet, wenn Ihnen Ihre Seite pro Monat auch nur einen wirtschaftlich interessanten Patienten beschert.

---

13 Quelle: www.stiftung-gesundheit.de/PDF/studien/AelZG-2008-Kurzfassung.pdf
14 Beate Bahner, „Das Wettbewerbsrecht für Zahnärzte – rechtliche Möglichkeiten und Grenzen", in: H. Börkircher/S. Nemec (Hrsg.), _Die Zahnarztpraxis als Marke._ Bd. 1. Köln 2005, S. 156.

Worauf Sie achten sollten, wenn Sie Ihre Website planen:
- *Haben Sie an alle relevanten Informationen gedacht?*
  Dazu zählen neben Selbstverständlichkeiten wie Praxisanschrift, Telefon, Fax, E-Mail- und Internetadresse vor allem Ihre Zusatzqualifikationen und besondere Qualifikationen Ihres Personals. Wichtig sind außerdem Lageplan und Anfahrtsskizze, Hinweise auf Parkmöglichkeiten und Erreichbarkeit mit öffentlichen Verkehrsmitteln, daneben Vertretungsregelungen und Notfalldienste. Vorhandene Sprachkenntnisse sollten ebenfalls erwähnt werden.
- *Wie präsentieren Sie sich selbst?*
  Geizen Sie nicht mit Informationen, schließlich ist ein Arztbesuch für die meisten Menschen Vertrauenssache. Ein professionelles, sympathisches Foto ist daher ein Muss (ebenso wie gute Fotos Ihres Praxisteams). Ergänzen Sie dies um Ihre berufliche Vita. Zulässig sind außerdem Elemente der „Image-Werbung" wie Mitgliedschaften in Vereinen und Gesellschaften oder auch „sportliche Erfolge oder sonstige nicht-berufsbezogene Tätigkeiten, soweit diese nachprüfbar sind".[14]
- *Finden Ihre Patienten sich schnell zurecht?*
  Eine gute Website ist übersichtlich und leicht zu nutzen. Verheerend sind Seiten, auf denen man sich regelrecht „verläuft". Entscheidend ist eine überschaubare Navigationsleiste, und weniger ist oft mehr. Seiten mit detaillierten Erläuterungen, auf denen man scrollen muss, strapazieren die Geduld der meisten Nutzer.
- *Welche Zusatzelemente wollen Sie bieten?*
  Denkbar sind beispielsweise eine Online-Terminvergabe, sachliche Hintergrundinformationen oder auch ein Blog, in dem Sie mit Ihren Patienten kommunizieren. Das macht für eine Großstadtpraxis mit jüngerer Patientenschaft natürlich mehr Sinn als für eine traditionelle Landpraxis.

- *Passt der Auftritt in Optik wie Formulierung zu Ihrer Praxisphilosophie und Ihrer Person?*
  Wenn Ihre Praxis Zahnästhetik groß schreibt, sollte auch die Website hohe ästhetische Ansprüche erfüllen. Wenden Sie sich schwerpunktmäßig an Kinder oder Angstpatienten, stellt dies andere Anforderungen und spricht beispielsweise gegen einen besonders „klinischen" Auftritt.
- *Ist die Seite juristisch einwandfrei?*
  Das beginnt beim Impressum, das durch das Telemediengesetz vorgeschrieben wird, geht weiter bei Datenschutzangaben, die erforderlich sind, wenn die Seite ein Kontaktformular enthält, und endet bei den kaum noch überschaubaren Vorschriften zur (zahn-)ärztlichen Werbung, die sich aus Einzelurteilen, Kammerregelungen und den Bestimmungen des Heilmittelwerbegesetzes und des Gesetzes gegen den unlauteren Wettbewerb zusammensetzt. Anpreisende Formulierungen wie „eine der erfolgreichsten Zahnarztpraxen Deutschlands" gelten ebenso als berufswidrig wie indirekte Vergleiche („Bei uns geht es ohne Operation") oder bildliche Vorher-Nachher-Darstellungen – um nur einige Beispiele zu nennen.[15] Vertrauen Sie Ihre Seite daher am besten einer Agentur an, die ausdrücklich auch für die juristische Zulässigkeit der entwickelten Darstellungen bürgt.

---

15 Quelle: Beater Bahner, a. a. O., S. 160, 161 und 164. Mit dem Titel *Das neue Werberecht für Ärzte* hat die Autorin außerdem ein umfassendes Kompendium zum Thema verfasst (Heidelberg/Berlin, 3. Aufl. 2009).

Checkliste: Praxismarketing

- ☑ Sind Sie so erfolgreich, wie Sie sich das wünschen?
- ☑ Haben Sie die Patienten, die Sie sich wünschen?
- ☑ Haben Sie für sich eine eindeutige Zielgruppe von Wunschpatienten definiert?
- ☑ Wissen Ihre Patienten, wofür Sie stehen?
- ☑ Sind Praxiseinrichtung, Praxisbekleidung, Logo, schriftliche Materialien (Visitenkarten, Terminzettel etc.), Auftreten der Mitarbeiter eindeutig auf Ihr Praxiskonzept abgestimmt? Machen Sie Ihre Praxisphilosophie nach außen sichtbar?
- ☑ Holen Sie sich gelegentlich Feedback von Kollegen, etwa in einem selbst organisierten Qualitätszirkel?
- ☑ Wissen Sie, wie neue Patienten den Weg zu Ihnen finden?
- ☑ Werden Sie regelmäßig weiterempfohlen?
- ☑ Haben Sie eine überzeugende Website, die auf Ihre Praxisphilosophie und Ihre Zielgruppe abgestimmt ist?

Es ist reine Zeitverschwendung,
etwas Mittelmäßiges zu tun.

Madonna, Queen of Pop

Ihr Praxiskonzept:
Mehr Spaß bei der Arbeit

Früher war bekanntlich alles besser. Zu dieser Erkenntnis kommt irgendwann fast jede Runde Gleichgesinnter, gleich welcher Profession, sobald sie sich über ihren Alltag auszutauschen beginnt. Alles war einfacher und lukrativer oder auch überschaubarer, menschlicher, solider ... Nachdenklich stimmt nur, dass dieses Klagelied von jeder Generation von Neuem angestimmt wird und damit ein wenig an Glaubwürdigkeit einbüßt. Darauf spielte wohl auch der Kabarettist Karl Valentin an, als er spottete: „Die Zukunft war früher auch besser."

Damit sollen die Alltagsprobleme einer erfolgreichen Praxisführung nicht klein geredet werden. Nur: Die große Chance, die Sie als Freiberufler haben, ist Ihr persönlicher Gestaltungsfreiraum. Sie sind es, der Ihrer Praxis den entscheidenden Stempel aufdrückt, Sie geben die medizinische wie „zwischenmenschliche" Richtung vor. Ich stelle immer wieder fest, dass manche Kollegen dies sehr bewusst und reflektiert tun, während andere es eher „laufen lassen". Erfolgreicher und zufriedener sind in der Regel diejenigen, die aus einem klaren Konzept heraus handeln. Sie schneidern sich ihren Praxisalltag quasi auf den Leib, während andere mit Ware von der Stange Vorlieb nehmen und dann feststellen, dass diese beim Tragen hier zwickt und dort Falten wirft.

Ein klares Praxiskonzept bedeutet: Sie richten Ihre Praxis so aus, dass Ihre Überzeugungen, persönlichen und fachlichen Stärken wie Interessen weitmöglich Eingang finden. Sie haben eine Vorstellung davon, wo Sie hinwollen – ein übergeordnetes Praxisziel – und arbeiten kontinuierlich auf dessen Umsetzung hin. Sie bieten Ihren Patienten auch als Generalist nicht nur „das Übliche", sondern ein eindeutiges Behandlungskonzept. Das kann ein präziser, ausformulierter Fahrplan zur Zahngesundheit sein oder auch eine Methode, eine Problemlösung, die Ihre Patienten anderswo so nicht finden.

Ihre Persönlichkeit zählt

Welche Praxis wünschen Sie sich? Was passt zu Ihnen?

Wer ein Bild kauft, eine Wohnung oder ein neues Auto, kann sich von seinem Wunschobjekt begeistern lassen. Niemand verzichtet auf sein Traumhaus, nur weil ihm der Makler nicht sympathisch ist. Anders bei einer Dienstleistung: Wer einen Architekten engagiert, einen Anwalt oder einen Coach, der ihn beruflich voranbringen soll, schaut im Allgemeinen sehr genau hin, wen er vor sich hat. Sie als Zahnarzt erbringen für Ihre Patienten eine denkbar anspruchsvolle Dienstleistung, noch dazu eine, die ihn sehr persönlich berührt. Er erhofft sich von Ihnen die Befreiung von Schmerzen, die Erhaltung seiner Gesundheit, ein perfektes Lächeln. Und deshalb ist und bleibt Ihre Person der wichtigste Faktor für Ihren Praxis

Zwischenruf Roger Rankel

Eine Dienstleistung kann man nicht Probe wohnen, Probe fahren oder in die Hand nehmen. Wenn ich mich als Kunde für eine Dienstleistung entscheide, entscheide ich mich primär für den Dienstleister als Person. Als Experte für Kundengewinnung provoziere ich meine Seminarteilnehmer und Zuhörer daher gerne mit der Frage: Was macht Sie „kaufens-wert"? Sie als Person –

> unabhängig von dem Produkt, das Sie anbieten? Ich ermuntere meine Klienten immer wieder dazu, sich der eigenen Stärken und Neigungen bewusst zu sein und diese offensiv zu kommunizieren. Das kann durch eine besondere Gelassenheit geschehen, durch die Begeisterung für Innovationen oder die Findigkeit, auch in schwierigen Fällen eine perfekte Lösung zu bieten. Menschen wollen wissen, woran sie sind, wenn sie Vertrauen fassen sollen.

Viele Menschen gehen davon aus, dass ihr Gegenüber schon mitbekommt, mit wem man es zu tun hat. Oder sie setzen ihre eigenen Stärken und Besonderheiten als selbstverständlich voraus („Machen das nicht alle so?"). Einer meiner Zahnarztkunden ist ein absoluter Perfektionist – sein Ehrgeiz ist es, dem Patienten nicht nur eine gute Lösung zu bieten, sondern die allerbeste. Folglich war er sofort begeistert von der Möglichkeit, Patienten für die optimale Anpassung von Zahnersatz auch direkt zu mir ins Dentallabor zu schicken. Dass mancher Kollege das „umständlich" oder „überflüssig" fand, war ihm unbegreiflich. Ein anderer, der gerne mit Kindern arbeitet und viel Verständnis für ihre Ängste aufbringt, wundert sich immer wieder über Kollegen, die kaum differenzieren, ob ihr Patient 7, 37 oder 70 Jahre alt ist und Kinder vor allem als „anstrengend" empfinden. Zu letzteren gehört übrigens auch der gerade zitierte Perfektionist ... .

Die eine Stärke ist also so wertvoll wie die andere. Es geht hier nicht um Bewertungen; die Crux ist vielmehr, ob Sie Ihre Praxis im Einklang mit Ihren Stärken und Neigungen führen und auf entsprechende Patienten und Behandlungsmethoden ausrichten. Werden Sie sich also klar darüber, was am besten zu Ihnen passt. Es bringt wenig, gegen seine Natur anarbeiten zu wollen. Ein Beispiel: Einer meiner Coaching-Klienten, der sich in Sachen Marketing von mir beraten lässt, ist ein exzellenter Fachmann mit einer wirklich beeindruckenden Liste von Fortbildungen und Qualifikationen. Gleichzeitig ist er ein sehr introvertierter Mensch, der große Mühe hat, auf den jeweiligen Patienten und seine Befindlichkeit einzugehen. Immer wieder stößt er Menschen ohne es zu wollen vor den Kopf; sein Wartezimmer leert sich zusehends. Um gegenzusteuern, plante er weitere Professionalisierungen und die Erweiterung seines Angebots um Bleaching und Zahnästhetik. Gerade in diesem Bereich wäre er jedoch noch stärker als sensibler „Kommunikator" gefragt. Nach unserem Austausch im Coaching denkt er eher darüber nach, seine Stärken in eine Praxisgemeinschaft mit einem extrovertierten Partner einzubringen und seine eigene fachliche Expertise auch gegenüber Patienten offensiver zu kommunizieren. (Motto: „Kein Mann der Worte – aber fachlich top!")

Wie machen Sie nach außen deutlich, wofür Sie stehen? Am einfachsten natürlich, indem Sie es Ihren Patienten sagen. „Mir geht es nicht um die kostengünstigste Lösung, sondern um die technisch und ästhetisch perfekte – etwas, das dauerhaft hält und super aussieht! Dann können Sie immer noch entscheiden, ob Sie Abstriche machen wollen." Oder: „Bringen Sie etwas mehr Zeit für Ihren ersten Termin bei uns mit. Bei uns wird ausführliche Beratung groß geschrieben." – Das beispielsweise könnte Ihre Helferin schon bei der Anmeldung routinemäßig vermitteln. Eine repräsentative Umfrage des Emnid-Instituts hat übrigens ergeben, dass fast 60 Prozent der Patienten ihren Arzt am liebsten nach Leistung honorieren würden. Auch das spricht dafür, das eigene Licht nicht unter den Scheffel zu stellen, sondern deutlich zu machen, was es dem Patienten bringt, wenn er gerade auf Sie setzt.[16]

Natürlich bietet auch die Website Gelegenheit, Ihr Selbstverständnis zu dokumentieren – direkt, über die Darstellung Ihrer Praxisphilosophie, wie indirekt, durch die gesamte Anmutung der Seite. Wer sich auf den Seiten der Kollegen umschaut, stellt fest, dass nur etwa jeder Zweite sich hier explizit zu seiner Philosophie äußert. Manchem genügt dafür ein Satz, eine Art Slogan, andere widmen dem Thema einen kurzen Absatz. Umfassende „Leitbilder" mit mehreren Punkten sind eher selten. Einige Beispiele, die zeigen, welches Bild Kollegen hier von sich zeichnen:

- „Qualität ist niemals Zufall, sie ist das Resultat sorgfältiger Planung, ehrlicher Bemühungen sowie gewissenhafter und geschickter Handlungsweise."
- „Dental care with a smile (...) Wir werden immer bemüht sein, Ihnen neben zahnmedizinischer Hilfe auch menschliche Nähe und Unterstützung zu bieten."
- „Angstfrei schöne und gesunde Zähne (...) In einer freundlichen Atmosphäre erwartet Sie eine schmerzfreie Behandlung."
- „KÖNNEN kann man nur durch TUN beweisen (...) gemeinsam das Therapiekonzept erarbeiten, das ihren individuellen Anforderungen entspricht! Entscheiden Sie mit. Es ist Ihre Gesundheit!"[17]

Von einer eher sachlichen Linie wie im ersten Beispiel über die gezielte Ansprache von ängstlichen Naturen bis zum Appell an den mündigen Patienten im letzten Beispiel – jeder dieser Ärzte vermittelt einen ersten Eindruck seiner Person und wird daher unterschiedliche Patienten ansprechen. Das setzt sich auf den Seiten fort, die mal auf nüchterne Information, mal auf anheimelnde Fotos oder auf kühle Ästhetik setzen. Welches Bild wird Ihnen gerecht? Treffen Sie Entscheidungen und hüten Sie sich davor, mit allgemeinen Floskeln („Die Gesunderhaltung Ihrer Zähne liegt uns am Herzen"; „Uns ist jeder Patient wichtig") alle ansprechen zu wollen. Sonst sitzen Sie am Ende nur zwischen allen Stühlen.

---

16 Quelle: *Focus* vom 20. 07. 2009.
17 Quellen (in der Reihenfolge der Zitate): www.doctoresmoers.de > Philosophie; www.minden-zahnarzt.de; www.zahnarzthamburg.com; www.zahnaerzte-muehlenkamp.de > Philosophie.

Haben Sie die Patienten, die Sie sich wünschen?
Die richtige Zielgruppe für sich definieren

Um es gleich vorwegzunehmen: Es geht hier natürlich nicht darum, bestimmte Patienten von einer Behandlung auszuschließen. Es geht darum, für wen Sie und Ihre Praxis besondere Anziehungskraft entwickeln wollen. Wenn Sie schon eine Weile praktizieren, werden Sie bemerkt haben, dass Sie sich auf manche Patienten freuen und auf andere ein bisschen weniger, oder dass Ihnen der Umgang mit bestimmten Gruppen von Patienten leichter fällt als mit anderen. Denkbar sind beispielsweise folgende Hauptpatientengruppen:
- Businessleute/Manager
- Kinder
- junge Erwachsene
- ältere Menschen (Generation „50 plus")
- umweltbewusste Menschen
- Angstpatienten
- Menschen mit hohen ästhetischen Ansprüchen

Eine solche Fokussierung sollte natürlich mit Standortfaktoren und fachlichen Spezialisierungen in Einklang zu bringen sein – in einer sehr ländlichen Region vorwiegend auf Manager zu setzen wäre ein riskantes Unterfangen. Kaum einer der erfolgreichen Zahnärzte, mit denen mein Labor zusammenarbeitet, orientiert sich primär am Versicherungsstatus der Patienten, also der Frage „privat oder Kasse". Ganz im Gegenteil, Kassenpatienten seien „oft die besseren Privatpatienten", meint eine meiner Kundinnen und sagt: „Wenn ich mein Behandlungskonzept überzeugend vermittle, sind gerade Kassenpatienten bereit, für gute Qualität auch Geld auszugeben."

Ein klarer Blick für Ihre Hauptzielgruppe funktioniert wie ein Kompass für die Positionierung, Einrichtung und Vermarktung Ihrer Praxis. Welche Interessen und Bedürfnisse zeichnen diese Patienten aus?

Und wie können Sie darauf am besten reagieren? Hier einige Ideen, die Sie zu eigenen Überlegungen anregen könnten:
- Sprechstunden in den frühen Morgen- oder späten Abendstunden für Berufstätige/Manager (evtl. im wöchentlichen Wechsel eine „Früh"- und eine „Spätsprechstunde" anbieten oder die Praxiszeiten mit einem Kollegen entsprechend ausdehnen);
- Terminerinnerungen per SMS, wöchentliche Online-Sprechstunde für allgemeine Fragen, Einrichtung eines Zahnarztblog (für eine jüngere, stark internetaffine Zielgruppe)[18];
- ein Fahrdienst für ältere, gehbehinderte Patienten oder solche, die infolge einer Vollnarkose nicht fahrtüchtig sind[19];
- ein Fernsehwartezimmer mit abgestimmtem Programm bzw. entsprechende Musik im Behandlungszimmer, wenn der Patient dies wünscht;
- ein eigenes „Beratungszimmer" ohne Zahnarztausrüstung (um die Schwellenangst bei Angstpatienten zu mindern);
- ein in Ausstattung und Dekoration auf Kinder abgestimmtes Behandlungszimmer;
- einen Tag mit Betreuungsmöglichkeit für Kinder, damit Vater oder Mutter sich in Ruhe behandeln lassen können;
- Informationen zur Nachhaltigkeit und Umweltverträglichkeit der eingesetzten Materialien;
- Kooperationen mit zielgruppenspezifischen Institutionen (wie Schulen und Kindergärten, Kliniken für plastische Chirurgie, Psychologen, Altenheimen, exklusiven Fitnesscentern).

---

18 Ein Beispiel für ein solches Internettagebuch (Weblog) findet sich unter www.zahn-blog.de.
19 Dieses Angebot machte eine Gemeinschaftspraxis in Westfalen (Quelle: www.best-practice-business.de > „Mit dem Patientenfahrdienst bietet ein Zahnarzt einen einmaligen Service an"). Laut Beate Bahner, a. a. O., S. 158 ist ein solcher Fahrdienst auch juristisch unanfechtbar und darf beworben werden.

> **Zwischenruf Roger Rankel**
>
> Zielgruppen werden heute immer heterogener, das wissen auch Marketingfachleute. „Die" Jugend gibt es heute nicht mehr, ebenso wenig wie „den" Rentner. Schauen Sie also genauer hin: Welche primären Interessen hat Ihre Hauptpatientengruppe – oder wie wir Verkäufer sagen: „Wo brennt ihr der Kittel?" In unserem Metier formuliert man eben gerne drastisch... Beim Manager ist dieser „Kittelbrennfaktor" der Zeitmangel, bei älteren Menschen der Wunsch nach etwas mehr Geduld und Zeit, die heutige Internetgeneration mag es „cool". Sich in seinen Kunden – pardon, Patienten – hineinversetzen zu können ist in allen Branchen ein wesentliches Erfolgsmoment, vielleicht das wichtigste überhaupt.

Wenn Sie Ihre Patientenkartei in einer ruhigen Stunde einmal durchblättern, werden Sie möglicherweise feststellen, dass Sie sich bereits in eine bestimmte Richtung entwickelt haben, ohne dies geplant zu haben und strategisch anzugehen. Gehen Sie diesen Weg bewusst, und Sie werden die Patienten anziehen, mit denen Sie am liebsten arbeiten. Wer sich erkennbar auf seine Patienten einstellt, sorgt nicht selten mit überschaubarem Aufwand für Mundpropaganda. Dabei sind es in der Regel nicht die umfassenden und anspruchsvollen fachlichen Leistungen, die Patienten weitererzählen, sondern es ist häufig das kleine Quäntchen mehr, ein ungewöhnliches Detail, das er von seinem Zahnarzt – anders als die medizinische Versorgung – eben nicht erwartet.

Wie sieht die Zukunft aus?

Das Praxisziel: Wo wollen Sie hin?

„Für ein Schiff, das seinen Hafen nicht kennt, weht kein Wind günstig", soll der römische Philosoph und Staatsmann Seneca gesagt haben. Deutlicher als viele Managementexperten unserer Zeit bringt er damit die eigentliche Funktion klar definierter Ziele zum Ausdruck: Sie bieten Orientierung und motivieren zum Handeln. Gerade in einen Umfeld, das durch zunehmenden Kostendruck und eine Vielzahl bürokratischer Vorgaben gekennzeichnet ist, kommt es darauf an, sich das Heft des Handelns nicht völlig aus der Hand nehmen zu lassen, sondern den eigenen Kurs selbst zu bestimmen.

Praxisziele lassen sich in mehrfacher Hinsicht festlegen. Es bietet sich an, zwischen mittel- und langfristigen Zielen zu unterscheiden. Das langfristige Ziel ist der Kompass, an dem sich das Team ausrichten kann – vorausgesetzt, das Team weiß Bescheid! Mein oberstes Ziel für unser Dentallabor ist: „Wir wollen das dienstleistungsorientierteste Labor sein!" Das mache ich schon bei Einstellungsgesprächen deutlich und schaue, ob der Kandidat sich mit dieser Mission anfreunden kann – ob ihm etwa ein Beispiel einfällt, wie er unser Laborziel mit Leben füllen könnte. Schaut er nur ratlos, ist das ein erstes Indiz, dass er nicht so gut zu uns passt. Wie lautet Ihr allgemeines Praxisziel? Sorgen Sie dafür, dass jede Mitarbeiterin es kennt.

Damit langfristige Ziele mehr sind als gut formulierte Lippenbekenntnisse, müssen sie heruntergebrochen werden in mittelfristige Ziele. Hilfreich dabei ist eine sachlogische Grobgliederung, etwa nach folgendem Muster:

1. medizinisch-fachliche Ziele (Therapieangebote, Qualität und Weiterqualifizierung)
2. patientenbezogene Ziele (Zufriedenheit, Ansprache bestimmter Patientengruppen, Empfehlungsquote)
3. mitarbeiterbezogene Ziele (Zusammenarbeit im Team, Fortbildung und Entwicklungsmöglichkeiten)
4. wirtschaftliche Ziele (Umsatz, Kosten)
5. umweltbezogene Ziele (Sparsamkeit bei Energie, Wasser, Rohstoffen; Einsatz umweltschonender Produkte)

Es bietet sich an, einmal im Jahr mittelfristige Ziele zu formulieren und ihnen konkrete Maßnahmen zuzuordnen. Dabei bewährt sich ein simples Schema: Was? Wer? Wie? Bis wann? Ein Beispiel für ein patientenorientiertes Ziel:

Mittelfristiges Ziel:
„Wir wollen den Service für unsere Patienten verbessern."

Was?	Wer?	Wie?	Bis wann?
Jeder Patient wird persönlich im Wartezimmer abgeholt und mit Namen angesprochen.	Auszubildende, 2. Lehrjahr	„Guten Tag, Herr/Frau … . Mein Name ist … . Darf ich Sie ins Behandlungszimmer bitten?"	Ab 10.01., nach Übung im Rollenspiel. Zuständig: Frau B.
Bei längerer Wartezeit (ab 30 Minuten) wird der Patient darüber informiert.	Anmeldung	Hinweis auf Notfälle, Entschuldigung Angebot, kurze Besorgung zu erledigen	Einweisung durch Frau R. bis 01.02.
Patienten, die dies wünschen (siehe Anmeldebogen), werden per SMS oder Mail an Prophylaxe-Termine erinnert.	Frau R.	Vermerk im Kalender. Vorlauf: 6 Wochen.	Ab sofort.
…			

Sie kennen das vielleicht selbst: Im Alltag hapert es meist nicht am Wissen und Wollen, sondern beim Tun und Umsetzen. Was „eigentlich" passieren sollte, liegt nicht selten auf der Hand. Die Schwierigkeit besteht vielmehr darin, alte Gewohnheiten zu überwinden und geplante Änderungen auch tatsächlich umzusetzen. Ziele schriftlich zu fixieren und mit konkreten Maßnahmen zu koppeln ist ein gutes Mittel, die menschliche Trägheit zu überwinden. Gleichzeitig lenkt ein schriftlich dokumentiertes Ziel Ihre Aufmerksamkeit auf passende Chancen und Möglichkeiten. Ich spreche aus eigener Erfahrung: Mein Ziel für letztes Jahr war beispielsweise eine signifikante Steigerung der in meinem Labor gefertigten Implantate – ein Bereich, der zuvor eine geringere Rolle spielte. In dem Moment, wo man ein solches Ziel fokussiert, „ergeben" sich plötzlich Chancen und Möglichkeiten, in meinem Fall einschlägige Kontakte und die Beteiligung an In-Vivo-Studien. Das hat nichts mit Hexerei zu tun, sondern schlicht mit der Selektivität menschlicher Wahrnehmung: Derartige Möglichkeiten waren vorher wahrscheinlich auch da – ich habe sie nur nicht gesehen. Dieses Phänomen können Sie auch in anderen Lebensbereichen beobachten. Sobald Sie beispielsweise anfangen, darüber nachzudenken, ob Sie sich einen Wagen der Marke XY zulegen sollten, werden Sie im Straßenverkehr jede Menge Autos dieses Typs sehen. Die haben sich natürlich nicht auf wundersame Weise über Nacht vermehrt. Es ist schlicht eine Frage Ihrer Aufmerksamkeit.

Arbeiten Sie, wo immer möglich, mit Zahlen und Daten und beziehen Sie Ihre Helferinnen mit ein. Eigene Vorschläge (etwa für mehr Patientenorientierung) werden im Allgemeinen eher umgesetzt als „von oben" diktierte. Und selbst dort, wo es eher um weiche Ziele geht (wie bei der Zusammenarbeit im Team), lassen sich konkrete Indikatoren finden – etwa, wenn man gemeinsam das hehre Ziel „Wir gehen respektvoll miteinander um" in Spielregeln für den Alltag übersetzt: „Kritik nicht über Dritte, sondern direkt." „Wer meckert, muss auch einen Verbesserungsvorschlag machen." usw. Faustregel:

Echte Ziele sind konkret, schwammige Formulierungen bleiben oft Wunschdenken. „Mehr Umsatz" ist ein Wunsch, „Jedes Quartal 5 Prozent mehr Umsatz" ist ein Ziel, dem Maßnahmen (was – wie – wer – bis wann) zugeordnet werden können.

Zwischenruf Roger Rankel

„Ziele schriftlich fixieren" mag in Ihren Ohren wie ein ziemlich banaler Rat klingen. Ich kann nur sagen: banal, aber wirkungsvoll! Unter Erfolgstrainern gilt als ausgemacht, dass Menschen, die aufschreiben, was Sie erreichen wollen, tatsächlich erfolgreicher sind als Menschen, die das nicht tun. Ein leeres Blatt zwingt dazu, sich zu konzentrieren, und was schriftlich festgehalten ist, wird ernster genommen. Noch ein Tipp: Erzählen Sie guten Freunden und Partnern von Ihren Zielen und Visionen für die Zukunft. Der psychologische Effekt ist simpel: Ist eine Geschichte erst einmal „in der Welt", bringt Sie das in Zugzwang. Schließlich werden wohlmeinende Gesprächspartner sich beim nächsten Treffen erkundigen, wie weit das Projekt schon gediehen ist.

Nehmen Sie sich nicht zu viel vor – Ziele sind kein Selbstzweck, sondern nützliche Steuerungsinstrumente. Werden Sie dort aktiv, wo Sie Handlungsbedarf sehen, und bearbeiten Sie eine Baustelle nach der anderen. Nehmen Sie sich Zeit für eine nüchterne Bestandsaufnahme und setzen Sie Prioritäten. Umsatz- und Kostenziele brauchen Sie für Ihre wirtschaftliche Planung natürlich Jahr für Jahr. Kontrollieren Sie, ob Ziele umgesetzt wurden, etwa in einer monatlichen Praxisbesprechung, und handeln Sie, wenn dies nicht der Fall ist. Sonst riskieren Sie „Zielüberdruss" oder ein achselzuckendes „Das meint der/die sicher nicht so …"

Generalist oder Spezialist?
Das Behandlungskonzept: Was zeichnet Sie aus?

In den Augen vieler Patienten bietet jeder Zahnarzt mehr oder weniger „das Gleiche". Und in der Tat scheint es so, als ob eine Einzelpraxis, die aufgrund ihres Standortes die medizinische Grundversorgung bietet, wenige Möglichkeiten hat, sich fachlich zu differenzieren. Viele Selbstdarstellungen im Internet konzentrieren sich entsprechend auf das klassische Behandlungsspektrum (Prophylaxe, Parodontologie, Implantologie, Endodontie). Angesichts des medizinischen Fortschritts wird es allerdings immer schwieriger, auf allen Gebieten fachlich Schritt zu halten. Welche grundsätzlichen Möglichkeiten haben Sie?

1. Eine allgemeine Praxis mit dem klassischem Behandlungsspektrum, die auf Zusammenarbeit mit Spezialisten bei „schwierigen Fällen" setzt;
2. Eine Gemeinschaftspraxis, in der sich verschiedene Experten zusammentun, die jeweils bestimmte Gebiete vertiefen und dies durch einschlägige Fortbildungen, Publikationen und Mitgliedschaften nach außen kommunizieren;
3. Eine zielgruppenorientierte Schwerpunktbildung (etwa Kinderzahnheilkunde, Angstpatienten oder das sich abzeichnende Gebiet der „Seniorenzahnmedizin");
4. Eine ausgesprochene Spezialpraxis, etwa eine Fachzahnarztpraxis für Kieferorthopädie oder Oralchirurgie, möglicherweise in einem Netzwerk regionaler Praxen mit ergänzenden Schwerpunkten (das heißt eine Kooperation, die über gemeinsamen Auftritt im Internet öffentlich gemacht wird).[20]

---

20 Eine Übersicht der möglichen Betriebsformen und ihrer rechtlichen Grundlagen bietet Peter Knüpper, „Praxiskonzepte und Rechtsformen zahnärztlicher Berufsausübung"; in: *Weißbuch der ZahnMedizin. Bd.1: Rahmenbedingungen und Handlungsoptionen einer zukunftssicheren Gesundheitsversorgung*. Berlin 2007, S. 227 ff.

Die Entscheidung „Generalist oder Spezialist" ist sicher eine der grundlegenden Weichenstellungen in Ihrer Laufbahn. Aber auch als Generalist haben Sie die Möglichkeit, durch eine ‚Teilspezialisierung' Profil zu zeigen:

- Sie bieten eine zusätzliche Methode an (wie Bleaching, Veneers, Lasertherapie, Behandlung unter Vollnarkose).
- Sie bieten Lösungen für spezielle Patientenprobleme an (wie Schnarchtherapie, Hilfe bei Mundgeruch, Sportmundschutz, Kiefergelenkbehandlung).
- Sie exponieren einen der klassischen Behandlungsschwerpunkte innerhalb der Grundversorgung, die Sie bieten (etwa ästhetische Zahnheilkunde, Endodontie usw.), vertiefen hier systematisch Ihre Kenntnisse und profilieren sich so als „Generalist mit Expertenwissen im Gebiet x". „Untersuchungen zeigen, dass sich insbesondere die Ertragssituation von Praxen mit Schwerpunktsetzung positiv beeinflussen lässt", unterstreicht etwa Peter Knüpper, Hauptgeschäftsführer der Bayerischen Landeszahnärztekammer.[21]
- Sie streben eine stärkere Zusammenarbeit mit Allgemeinmedizinern an und bieten im Rahmen eines umfassenden Prophylaxeprogramms beispielsweise auch Ernährungsaufklärung und eine Beratungssprechstunde zur Raucherentwöhnung (Nikotin als Risikofaktor für Parodontitis). Dies trägt der Tatsache Rechnung, dass Sie als Zahnarzt der Arzt sind, den über 80 Prozent der Patienten aller Altersgruppen mindestens einmal im Jahr aufsuchen. „Der niedergelassene Zahnarzt ist Hausarzt", folgert Professor Michael J. Noack vom Universitätsklinikum Köln daher und plädiert dafür, „entsprechende medizinische Grundkenntnisse zu vertiefen und medizinische Screeningverfahren in den Praxisalltag zu integrieren".[22] Als Beispiele nennt er Frühdiagnostik im Bereich Altersdepression, Alzheimer-Demenz-Krankheit, Alters-Diabetes mellitus.[23]

Zwischenruf Roger Rankel

Ein guter Dienstleister befriedigt die Bedürfnisse seiner Kunden. Aber ein wirklich exzellenter Dienstleister befriedigt selbst Bedürfnisse, die seine Kunden noch gar nicht artikuliert haben – er bietet Problemlösungen, die seine Zielgruppe sich von ihm gar nicht erhofft. Ein simples Alltagsbeispiel: Die Firma 3M verdient jährlich viele Millionen mit gelben Klebezetteln, von denen wir alle nicht wussten, dass wir sie unbedingt brauchen – bis 3M uns die „Post-its" anbot.

Auch für den sensiblen und ungleich wichtigeren Bereich der Gesundheit gilt meines Erachtens: Es gibt Probleme, mit denen Betroffene sich so lange arrangieren, bis ihnen jemand eine Lösung anbietet. Mundgeruchsbehandlung oder Schnarchtherapie scheinen mir hier gute Beispiele zu sein, ebenso die Hilfestellung in allgemeinen gesundheitlichen Fragen wie Ernährung oder Diabetes-Früherkennung, gerade in strukturschwachen Regionen, in denen die Wege zum Arzt immer weiter werden.

Gehen Sie davon aus, dass solche Zusatzangebote Ihre Kompetenz gegenüber den Patienten stärken – als Zahnarzt, der eben mehr tut als „das Übliche". Vertiefen Sie nur Methoden und Ansätze, von denen Sie überzeugt sind. Dies ist die beste Voraussetzung, die Patienten von Ihren Vorschlägen zu überzeugen: Menschen haben im Allgemeinen ein feines Gespür dafür, ob man ihnen Gutes will oder nur etwas „aufschwatzen". Wer vom Erfolg seines Konzepts wirklich überzeugt ist, braucht keine rhetorischen Tricks. Ein klares und entschiedenes „Ich empfehle Ihnen Methode x, weil ..." reicht dann allemal aus.

---

21 A. a. O., S. 235.
22 Michael J. Noack, „ZahnMedizin ist eine medizinische Schlüsseldisziplin"; in: *Weißbuch der ZahnMedizin. Bd. 2: Zukunftsorientierte ZahnMedizin in Forschung, Lehre und Praxis.* Berlin 2007, S. 17 ff., hier S. 18 und S. 31.
23 Ebd. S. 27, 29f.

Und schließlich können Sie auch als absoluter Generalist (etwa mit einer Allgemeinpraxis im ländlichen Raum) mit einem klaren Behandlungskonzept auf Ihre Patienten zugehen, indem Sie ihnen einen systematischen Behandlungsplan anbieten, der Sanierung, Prophylaxe und Kontrolluntersuchungen systematisch integriert – sozusagen einen „Fahrplan" zur Zahngesundheit. Mit einem überzeugenden Konzept in dieser Richtung werden Sie vor allem gesundheitsbewusste Patienten ansprechen und sie gleichzeitig an Ihre Praxis binden, denn Prävention führt zur Patientenbindung.

Checkliste: Praxiskonzept

- ☑ Bringen Sie Ihre Persönlichkeit, Ihre besonderen Stärken gezielt in Ihre tägliche Arbeit ein?

- ☑ Haben Sie Ihre Praxisorganisation, Ihr medizinisches Angebot und Ihren Außenauftritt auf Ihre Wunschpatienten abgestimmt?

- ☑ Haben Sie ein übergeordnetes Praxisziel (eine „Mission") definiert? Kennen alle Mitarbeiterinnen dieses Ziel?

- ☑ Leiten Sie aus diesem übergeordneten Ziel mittelfristige Ziele und konkrete Umsetzungsmaßnahmen ab?

- ☑ Kontrollieren Sie, ob einmal gesetzte Ziele erreicht werden?

- ☑ Haben Sie ein Behandlungskonzept für sich entwickelt, das Sie nach außen kommunizieren?

- ☑ Machen Sie – auch als „Generalist" – Ihren Patienten attraktive Zusatzangebote?

- ☑ Stehen Sie absolut hinter Ihrem Behandlungskonzept? Dann werden Sie es auch erfolgreich „verkaufen"!

Wer nicht auf das Kleine schaut,
scheitert am Großen.

Laotse, chinesischer Philosoph

Am Telefon:
So spricht Ihr Personal für Sie

Telefonieren kann doch jeder! Diese Auffassung scheint verbreitet zu sein, und so erlebt man beim Anruf in Arztpraxen bisweilen Wunderliches – im Stakkato abgespulte Begrüßungen, Warteschleifen mit monotonen Computeransagen, unkonzentrierte oder gestresst wirkende Helferinnen. Eine Nebensächlichkeit, ein unwichtiges Detail? Nein, vielmehr eine schlechte Visitenkarte für die Praxis. Für den ersten Eindruck hat man keine zweite Chance, sagen die Amerikaner, und sie haben Recht damit.

Wer sitzt in Ihrer Praxis am Telefon? Hoffentlich nicht die Helferin, die bei anderen Aufgaben bereits versagt hat. Manche Ärzte bekennen sich offen dazu, diesen Platz nach dem Prinzip der „Schadensbegrenzung" zu besetzen. Doch Schaden verursachen kann man nicht nur am Behandlungsstuhl, sondern auch am Telefon: indem man Patienten verärgert, beispielsweise indem man ihre Geduld unnötig strapaziert oder sie gar ganz in die Flucht schlägt. Eine Patientin berichtete mir kürzlich, sie habe einen Ersttermin bei einem Arzt einen Tag später wieder abgesagt: Die Helferin am Telefon habe derart „transusig" und verschlafen gewirkt, dass ihr Angst und Bange geworden sei. Ein neuer Patient, der auf Empfehlung anruft, lässt sich so leicht sicher nicht abschrecken. Bei jemandem, der das Branchenbuch konsultiert hat, sieht das schon anders aus. Es lohnt sich also, Laotses weisem Rat zu folgen und ein Auge auf die Kleinigkeiten im Praxisalltag zu haben.

Von „Bitte warten" bis „Dockta nix da"
Sich optimal melden

Kürzlich rief ich während der Mittagszeit in einer Zahnarztpraxis an, mit der mein Labor schon seit Jahren zusammenarbeitet. Es gab eine Rückfrage zu einem komplexeren Auftrag. Am anderen Ende meldete sich eine Dame, die des Deutschen nur begrenzt mächtig war. Auf meine Erläuterungen reagierte sie schließlich mit einem hilflosen „Dockta nix da". Ein Extremfall, sicherlich. Ich konnte darüber sogar schmunzeln, denn eigentlich legen die Kollegen dieser Gemeinschaftspraxis Wert auf eine gute Außendarstellung. Wie sich später herausstellte, war eine neue Kraft an den Apparat geeilt, die perfekt Russisch sprach und sich vorrangig um die immer größere Patientengruppe aus diesem Sprachraum kümmern sollte.

Ein potenzieller neuer Patient hätte sehr wahrscheinlich anders reagiert als ich – und nie wieder diese Nummer gewählt. Wenn das Telefon schon so „professionell" gehandhabt wird, wie wird es dann in dieser Praxis mit der Behandlung aussehen? Ein Anrufer schließt vom ersten Telefoneindruck unweigerlich auf die Praxis insgesamt. Das mag ungerecht sein – wackelige Alltagslogik ist es ohnehin –, aber es ist zutiefst menschlich. Wenn Sie selbst bei einer Institution anrufen, bei der Sie drei Anläufe nehmen müssen, bis jemand ans Telefon geht, wo man Sie lange in einer Warteschleife hängen lässt oder schlecht gelaunt abfertigt, beeinflusst das Ihre Einschätzung ebenfalls. Gibt es ein paar Straßen weiter eine vergleichbare Alternative, gewinnt diese mit jeder unerfreulichen Sekunde am Telefon an Attraktivität.

Zwischenruf Roger Rankel

Ich sehe Sie förmlich zusammenzucken: Da haben Sie jahrelang studiert und zig Tausende von Euro in eine Praxis investiert, und jetzt sollen Sie sich den Kopf über Begrüßungsformeln am Telefon zerbrechen? Ja, genau so ist es! Im Marketing gibt es ein ehernes Gesetz, das ich meinen Studenten an der FH Worms schon im ersten Semester vermittle: Der Erfolg entscheidet sich „auf den letzten Metern". Gemeint ist: Die unwiderstehlichste Produktinnovation, der beste Marketingplan und die witzigste Werbekampagne verpuffen wirkungslos, wenn der Kunde anschließend im persönlichen Kontakt ungeschickt oder unfreundlich behandelt wird. Auch deswegen haben es große Telekommunikationsanbieter nicht leicht, sich am Markt zu behaupten. Und deshalb entlockt manches Werbeplakat der Deutschen Bahn vielen Kunden nur noch ein müdes Grinsen.

Natürlich zählt für Ihre Patienten vor allem Ihre Primärkompetenz als Arzt. Nur müssen sie diese ja erst einmal kennenlernen. Weit vorher bildet sich jeder Patient ein „Vor-Urteil" über Sie, und zwar aufgrund des ersten Kontaktes mit Ihrer Praxis, der in der Regel telefonisch stattfindet. Dieser Erstkontakt ist Ihre verbale Visitenkarte! Verhält sich Ihre Mitarbeiterin dabei nicht patientenorientiert, müssen Sie selbst beim ersten Behandlungstermin gegen ein negatives Vorurteil, gegen Skepsis und Misstrauen ankämpfen. Warum wollen Sie sich das Leben unnötig schwer machen? Machen Sie lieber die Probe aufs Exempel: Rufen Sie in Ihrer eigenen Praxis an. Fällt Ihnen dabei vor Schreck der Hörer aus der Hand, ist es Zeit für eine Mitarbeiterkrisensitzung – oder für ein Telefontraining.

Das Telefon ist ein wichtiger Baustein des Praxismarketings. Dort sollte jemand sitzen, der Ihre Person und Ihre Praxis optimal repräsentiert – und nicht etwa eine Mitarbeiterin, die sich im Behandlungszimmer ungeschickt anstellt und deshalb an die Anmeldung „strafversetzt" wird. Wichtig sind eine sympathische Stimme und eine positive, freundliche Ausstrahlung. Da am Telefon visuelle Eindrücke wegfallen, wirkt die Stimme umso stärker. Es empfiehlt sich ferner, eine allgemeine Formel festzulegen, mit der sich Ihre Mitarbeiterinnen am Telefon melden. Dabei bewährt sich eine Abfolge nach folgendem Muster:

"Praxis Dr. Meier – Mein Name ist Lisa Müller [Sie sprechen mit Lisa Müller] – Guten Tag!"

Praxisname und Name der Mitarbeiterin sind damit deutlich getrennt, während *"Praxis Dr. Meier – Müller"* Verwirrung stiften kann und dem Anrufer kaum Zeit lässt, sich auf die Stimmfrequenz am anderen Ende der Leitung einzustellen. Telefontrainer empfehlen überdies, am Telefon zu lächeln. Das mag befremdlich klingen, doch in der Tat überträgt sich ein Lächeln auf Stimme und Ausstrahlung. Manche Vieltelefonierer platzieren einen Smiley oder ein Foto, das sie schmunzeln lässt, neben dem Telefon. Weitere Telefontipps:

- Möglichst nach zwei bis drei Klingeltönen abheben;
- Nicht zu schnell sprechen, sondern so, dass man gut verstanden wird;
- Nicht zu langsam sprechen – das wirkt müde und antriebslos;
- Gut zuhören und den Patienten mit Namen anreden;
- Freundlich nachhaken, wenn der Name nicht verstanden wurde;
- Sich voll auf den Anrufer konzentrieren (also nicht nebenbei rascheln, tippen, trinken oder gar Parallelgespräche führen);
- Nebengeräusche minimieren (etwa Verkehrslärm durch ein offenes Fenster, Hintergrundgespräche);
- Das Gesprächsergebnis abschließend kurz zusammenfassen („Gut, dann sehen wir uns also am 5. Juni, morgens um 9 Uhr 15, Frau Sowieso!").

Als Arzt können Sie Ihre Helferin unterstützen, indem Sie ihr ein Headset zur Verfügung stellen, das die parallele Eintragung von Terminen per PC erleichtert. Außerdem sollte die Praxisorganisation nicht zu viele Nebenaufgaben für die Mitarbeiterin am Telefon vorsehen. Sonst besteht die Gefahr, dass anrufende Patienten als lästige Unterbrechung empfunden werden. Die Besetzung am Empfang ist idealer Weise auf das durchschnittliche Patientenaufkommen abgestimmt.

Erweist sich keine Ihrer Helferinnen als ausgesprochenes „Naturtalent" am Telefon, investieren Sie in ein Telefontraining. Solche Seminare werden inzwischen auch speziell für den ärztlichen und zahnärztlichen Bereich angeboten und sind über das Internet leicht zu ermitteln. Neben den Lerneffekten, die insbesondere von Rollenspielen und praktischen Übungen zu erwarten sind, unterstreichen Sie durch ein solches Fortbildungsangebot zugleich, wie wichtig Ihnen ein guter Auftritt am Telefon tatsächlich ist.

Das geht aber erst wieder am 29.!
Gekonnt Termine vergeben

„Guten Tag, Herr Patient. – Wie sind Sie versichert? – Da habe ich aber erst wieder Termine ab August!" Besonders willkommen wird sich der Anrufer nach diesen Ansprachen kaum fühlen. Oder: „Guten Morgen, Frau Patientin. Worum geht es? – Aha, nur Prophylaxe... Donnerstag, 14., um 10:45 Uhr, da hätte ich noch einen Termin frei." Ob sich die Patientin wohl freut, dass sie die Lücke füllen darf?

Solche Telefonate kann man tatsächlich in Arztpraxen belauschen. Ich will Ihnen überhaupt nicht in Ihre grundsätzliche Praxis der Terminvergabe hineinreden – es geht mir ausschließlich um das Wie. Knapp gesagt: Patienten sind keine „Terminfüller". Und: Einschränkungen wie „nur", „aber", „erst" trüben die Gesprächsatmosphäre völlig unnötig. Das gleiche Gesprächsergebnis hätte in beiden Fällen auch auf eine patientenorientiertere Weise erzielt werden können: „Guten Tag, Herr Patient/Frau Patientin. – Worum geht es bei Ihnen? – Aha, zur Prophylaxe. – Und bei welcher Krankenkasse sind Sie? – Wann können Sie es denn am besten einrichten: vormittags oder nachmittags? – Frühmorgens? Da kann ich Ihnen einen Termin am 3. August um 7.45 Uhr anbieten."

Der Patient sollte in jedem Fall nach seinen Terminwünschen gefragt werden (Lieber früh, lieber spät? Gibt es einen Wochentag, der günstig ist?). Das signalisiert Wertschätzung: Man begegnet dem Anrufer auf Augenhöhe und weist ihm nicht brüsk Termine zu. Da eingehende Telefonate in einer Praxis überwiegen und dabei wiederum Terminvereinbarungen, bietet es sich an, im Team für diese Schlüsselsituation einen Gesprächsleitfaden zu erarbeiten. Das erleichtert zudem die Einarbeitung neuer Helferinnen auf diesem Platz. Ein solcher Leitfaden würde ebenfalls den Umgang mit Schmerzpatienten regeln. Auch hier macht der Ton die Musik. Statt: *„Sie können kommen, aber da müssen Sie mit Wartezeit rechnen!"* vielleicht lieber: *„Ich schaue mal, was sich machen lässt... Am besten Sie kommen gegen... Bitte bringen Sie ein bisschen Zeit mit."*

Zwischenruf Roger Rankel

Worte sind bares Geld wert, und ein einziges falsches Wort kann Millionen kosten! Sie zweifeln daran? Nun, in Millionenhöhe dürften sich die Umsatzeinbußen der Deutschen Bank bewegt haben, nachdem der damalige Vorstandschef Hilmar Kopper offene Handwerkerrechnungen im Zuge der Insolvenz des Bauunternehmers Jürgen Schneider geringschätzig als „Peanuts" bezeichnet hatte. Schließlich war die Existenz vieler Mittelständler durch das Ausbleiben der „Erdnüsse" akut bedroht. Und in der Neuzeit bewies Kopper-Nachfolger Ackermann mit seinem Victory-Zeichen im Mannesmann-Prozess sogar, dass man allein durch Körpersprache die ganze Republik brüskieren kann.

In meinen Seminaren spielt die Macht der Sprache eine wichtige Rolle. Ich sensibilisiere die Teilnehmer dafür, dass Sprache weit mehr ist als ein reines Nachrichtenmedium – Sprache erzeugt Stimmungen, weckt Emotionen. Im Alltag schleifen sich schnell

Formulierungen ein, die beim Gegenüber unnötig Irritation oder Abwehr hervorrufen. Wer Menschen etwas verkaufen oder erfolgreich mit ihnen kooperieren will, sollte deshalb auf positive Formulierungen achten. Beispiele:

Negative Formulierungen	Positive Formulierungen
Sie müssen... (eine Überweisung mitbringen).	Bitte... (bringen Sie eine Überweisung mit).
Was haben Sie für Probleme?	Womit kann ich Ihnen weiterhelfen? / Was ist Ihr Anliegen?
Sie haben mich missverstanden.	Präziser gesagt: ...
Das ist schwierig.	Ich schaue mal, was ich für Sie tun kann.
Das kann ich Ihnen nicht sagen.	Ich mache mich kundig und rufe Sie zurück.

Worte beeinflussen die Gedankenwelt Ihres Gegenübers ganz unmittelbar. Wer negative Empfindungen vermeiden will, sollte daher negative Formulierungen meiden. Warum? Ein Beispiel sagt mehr als tausend theoretische Erklärungen: Was passiert, wenn ich zu Ihnen sage: „Denken Sie jetzt nicht an den Eiffelturm!"? – Alles klar?

Ein serviceorientierter Umgang mit den Patienten kostet weder Zeit noch Geld – es geht vielmehr darum, ungünstige Telefon-Gewohnheiten durch günstigere zu ersetzen. Um im Team die Spielregeln dafür zu erarbeiten, genügt es oft schon, sich eine zentrale Frage zu stellen: Wie möchte ich selbst gerne behandelt werden?

Dazu kann ich nichts sagen ...
Umgang mit verärgerten Patienten

Kennen Sie die 80/20-Regel? Sie wurde zu Beginn des letzten Jahrhunderts von dem italienischen Volkswirt Vilfredo Pareto formuliert und von Managementtheoretikern nach dem zweiten Weltkrieg zu einer beliebten Faustregel erhoben. Das Pareto-Prinzip besagt, dass 80 Prozent des Erfolges häufig mit nur 20 Prozent des Aufwandes erzielt werden (während die restlichen 80 Prozent Aufwand nur noch 20 Prozent zum Erfolg beitragen).[24] Über die exakten Prozentanteile lässt sich im Einzelfall sicher streiten, aber vermutlich erzielen auch Sie mit einer kleinen Gruppe von Patienten einen großen Teil Ihres Praxisumsatzes.

> **Zwischenruf Roger Rankel**
>
> Dazu kann ich als Vollblutverkäufer und Marketingexperte natürlich nicht schweigen! Was tun Sie eigentlich für die 20 Prozent Ihrer Patienten, die Ihnen 80 Prozent Ihres Umsatzes bescheren? Ich meine: Was tun Sie über das „übliche" Maß hinaus, um diese Patienten an sich zu binden? Wodurch könnte Ihre Praxis für diese Gruppe noch attraktiver werden?

Leider gilt das Pareto-Prinzip auch umgekehrt: „Gefühlte" 20 Prozent aller Patienten verursachen 80 Prozent des Ärgers – Patienten, die telefonisch Rechnungen reklamieren, „sofort" den Doktor ans Telefon geholt haben möchten, „unbedingt" früher kommen müssen oder sich über Behandlungsfolgen beschweren wollen („Immer noch

---

24 Paretos Ausgangsbeobachtung bestand darin, dass 80 Prozent des italienischen Volksvermögens in den Händen von 20 Prozent der Bevölkerung lagen. Er riet den italienischen Banken daraufhin, sich vorrangig auf diese Gruppe zu konzentrieren, um ihre Geschäftsgrundlage zu optimieren.

Schmerzen!"). Eine versierte Helferin muss solchen Situationen gewachsen sein. Mit gängigen Ausflüchten („Dazu kann ich nichts sagen", „Dafür bin ich nicht zuständig", „Da müssen Sie später noch einmal anrufen, wenn meine Kollegin da ist") gießt man nur Öl ins Feuer. Der Patient empfindet das unweigerlich als achselzuckende Gleichgültigkeit und regt sich nur noch mehr auf.

Der Grundsatz muss lauten: Schildert ein Patient ein Problem, „hat" dieses Problem ab sofort derjenige, der mit dem Patienten gesprochen hat. Wer auch immer dies ist, kümmert sich um eine Lösung. Kann man diese Lösung nicht selbst anbieten, erfragt man die Details („Um welche Rechnung geht es bitte? Haben Sie die Rechnungsnummer zur Hand?") und kündigt einen Rückruf an („Ich kläre das. Wir melden uns bis ... bei Ihnen."). Gehen Sie davon aus, dass ein Patient, der hartnäckig insistiert oder gar laut wird, zunächst einmal ernst genommen werden möchte. Entspricht man diesem nur zu menschlichen Bedürfnis, ist der größte Ärger rasch verflogen. Wer ruhig nachfragt und glaubhaft versichert: „Ich kümmere mich darum!", nimmt selbst einem Choleriker auf Dauer den Wind aus den Segeln. Sie kennen das vielleicht selbst: Sich aufzuregen macht irgendwann keinen Spaß mehr, wenn die andere Seite hartnäckig freundlich bleibt. Empfehlenswert ist, „aktiv" zuzuhören – das Anliegen in eigenen Worten zu wiederholen („Die Behandlung war vorgestern, und Sie haben immer noch Schmerzen?") – und Verständnis zu signalisieren („Ich verstehe, dass Sie das beunruhigt.")

Legen Sie mit Ihrem Team Spielregeln fest, wie in bestimmten Situationen zu verfahren ist. Wer unbedingt früher kommen muss, sollte auf längere Wartezeiten eingestimmt werden. Wer „sofort" den Arzt sprechen muss, kann auf einen zeitnahen Rückruf vertröstet werden („Der Doktor ist mitten in einer Behandlung. Er meldet sich bei Ihnen. Bis wann sind Sie erreichbar?"). Reservieren Sie in Ihren Teambesprechungen Zeit für die Entwicklung solcher Spielregeln, die häufig aus konkreten Problemfällen abgeleitet werden können, und scheuen Sie sich nicht, aufzuschreiben oder aufschreiben zu lassen, was für solche Fälle verabredet wurde. So beugen Sie folgenlosen Beschlüssen vor.

> **Zwischenruf Roger Rankel**
>
> Die meisten Verkäufer hassen es, wenn sie mit Beschwerden konfrontiert werden, und ich nehme an, bei Ärzten ist das nicht grundlegend anders. Eine derartige negative Reaktion ist völlig unnötig. Ich behaupte sogar: Freuen Sie sich über Reklamationen! Solange ein Patient reklamiert, ist er noch nicht für Ihre Praxis verloren, und mehr noch: Jede Beschwerde gibt Ihnen die Chance, genau diesen Patienten enger an sich zu binden als jemals zuvor. Das ist sogar empirisch belegt und wird von Wirtschaftswissenschaftlern als „Beschwerde-Paradoxon" bezeichnet: Ein Kunde, dessen Reklamation zur Zufriedenheit gelöst wird, ist danach zufriedener mit dem Unternehmen als vor dem Reklamationsfall, und das, obwohl ja zwischendurch etwas schief gelaufen ist. Das bedeutet: Im Alltag kaum ganz vermeidbare Fehler und Pannen sind kein Drama. Im Gegenteil: Wenn darauf richtig reagiert wird, bilden sie eine echte Chance, einen treuen „Stammpatienten" zu gewinnen!

Drücken Sie die 1!

Was sagt Ihre Telefonschleife über Sie aus?

Die Tücken der Telefontechnik hat jüngst Annett Louisan in ihrem wunderbaren Song „Drück die 1" satirisch verarbeitet. Darin werden die Reaktionsmöglichkeiten eines verflossenen Liebhabers per Tastenwahl am Telefon radikal eingeschränkt: Was will er mitteilen – will er wissen, ob sie noch Gefühle hegt oder Groll? > „Drück die 0". Ist es die Einsamkeit, die ihm zu schaffen macht? > „Drück die 8". Neubeginn oder sonst eine Heuchelei? > „Drück die 2".[25] Die Komik resultiert hier natürlich aus dem Kontrast von Herzensangelegenheit und „herzloser" Abfertigung per Tastendruck. Aber auch, wenn es „nur" um Zahnangelegenheiten geht: Nicht alles, was eine moderne Telefonanlage möglich macht, ist empfehlenswert. Selbst in einer großen Gemeinschaftspraxis können Sie Patientenströme serviceorientierter lenken, beispielsweise indem sie im Internet oder Telefonbuch entsprechende Durchwahlen angeben. Sonst rücken Sie beim ersten Telefonkontakt in die Nähe der ungeliebten Computer-Hotlines, in denen man sich auch beim akuten Crash erst mühsam durch eine endlose Menüwahl kämpfen muss.

Wer – wie ich – häufig mit Zahnarztpraxen telefoniert, macht daneben Bekanntschaft mit den erstaunlichsten Warteschleifen. Das reicht von einem mechanisch-tonlosen „Bitte warten – Sie werden verbunden – bitte warten – Sie werden ver...", bei dem offenbar Kubriks berüchtigter Computer „HAL" aus Odyssee im Weltraum Pate gestanden hat, über verzerrte Versionen von Mozarts „Kleiner Nachtmusik" bis zu gepressten Ansagen („Leider können wir Ihren Anruf zurzeit nicht persönlich entgegennehmen..."), zu denen offensichtlich diejenige Helferin verdonnert wurde, die es irgendwie nicht schaffte, sich noch rechtzeitig zu drücken. Ich habe den Verdacht, dass einige meiner Kunden ihre Telefonschleife noch nie mit eigenen Ohren gehört haben. Doch daneben gibt es auch Praxen mit einem durchdachten Auftritt, einer leichten Jazz- oder Popmelodie, die auch am Telefon nicht quäkend wirkt,[26] und einer sehr professionellen Ansage. Es lohnt sich, das überschaubare Repertoire von Texten, das man braucht, von einem professionellen Sprecher lesen zu lassen – schließlich sind Sie bei guter Vorarbeit damit für Jahre versorgt. Wie wirkungsvoll das ist, erlebe ich selbst: Ich werde sehr häufig auf unsere Ansage angesprochen, hinter der sich die frühere Tagesschau-Sprecherin Dagmar Berghoff verbirgt.

---

25 Wenn Sie neugierig sind, wofür die 1 zu drücken ist: Der vollständigen Songtext findet sich im Internet unter www.songtexte.com
26 Achtung: Wenn Sie hier keine eigene Melodie im Tonstudio produzieren lassen, fallen GEMA-Gebühren an.

Zwischenruf Roger Rankel

„Die Welt urteilt nach dem Scheine", wusste schon Goethe. Eine bekannte Studie des US-Psychologen Albert Mehrabian ergab, dass nur 7 Prozent der Wirkung einer Botschaft vom gesprochenen Wort abhängen, dagegen 55 Prozent von der Körpersprache und 38 Prozent von der Stimme. Scheint unglaublich, lässt sich aber leicht überprüfen: Sagen Sie mal mit tonloser Stimme und abgewandtem Gesicht: „Natürlich liebe ich dich" und warten Sie ab, wie Ihre Partnerin reagiert... Bei „bildlosen" Telefonbotschaften können wir die Wirkung des Stimmanteils getrost verdoppeln.

Als Experte für Kundengewinnung bin ich fest davon überzeugt, dass die Zukunft in jeder Branche nicht den Fachkompetenten gehört, sondern denjenigen, die fachliche Kompetenz und Kommunikationskompetenz vereinen. Von Monopolbetrieben und Behörden einmal abgesehen hat der Einzelne, ob Kunde, Bürger oder Patient, heute in allen Bereichen die Wahl zwischen einer Reihe von Anbietern. Er entscheidet sich im Regelfall für denjenigen, bei dem Leistung wie Auftreten gleichermaßen stimmen. Bei allem – großen – Respekt für Ihre ärztliche Primärkompetenz: Investieren Sie ein wenig Zeit, Überlegung und gelegentlich auch Geld in Kommunikation und Außendarstellung – es wird sich mehr als auszahlen!

Da müssen Sie später noch mal anrufen!
Von Callback-Management und Serviceorientierung

„Gerne nehmen wir Ihre Terminwünsche telefonisch oder auch per E-Mail entgegen, oder nutzen Sie doch unseren Callback-Button. Wir rufen Sie umgehend zurück", heißt es auf der Website einer zahnärztlichen Gemeinschaftspraxis unter der Überschrift „Termine nach Ihren Wünschen". Neben dem Text findet der Patient ein Feld, in das er Namen und Telefonnummer einträgt. Mit einem Mausklick schickt er die Daten auf die Reise.[27] Wer einen solchen Service anbietet, muss sein Serviceversprechen natürlich auch zuverlässig einlösen können. Und was in einer großstädtischen Gemeinschaftspraxis funktioniert, mag für eine Einzelpraxis im ländlichen Raum das falsche Modell sein.

Zwischenruf Roger Rankel

Seit meiner ersten Unternehmensgründung habe ich mich intensiv mit erfolgsentscheidenden Eigenschaften befasst, zuletzt in meinem Buch Sales Secrets, für das ich überdurchschnittlich erfolgreiche Menschen unterschiedlicher Branchen befragte.[28] Für mich besteht kein Zweifel: Sachkompetenz und Verständigungskompetenz sind wichtig für den persönlichen Erfolg. Daneben kommt es aber auch auf „Umfeldkompetenz" an – auf die zutreffende Wahrnehmung und Einschätzung seiner Mitmenschen und ihrer Bedürfnisse. Loten Sie sorgfältig aus, was für Ihre Patienten-Zielgruppe sinnvoll ist. Und wenn Sie unsicher sind: Fragen Sie sie doch einfach! Dafür können Sie den Anmeldebogen nutzen („Würden Sie ein Callback-System begrüßen, d. h. die Möglichkeit, per Internet von uns zur Terminvergabe zurückgerufen zu werden?").

---

27 Quelle: www.smileperfect.de > Termine.
28 Roger Rankel, *Sales Secrets. Warum JEDER ein Verkäufer ist und dieses Wissen BRAUCHT*. Wiesbaden 2008.

Auf immer mehr Zahnarzt-Websites findet man inzwischen „Callback"-Angebote, die ganz unterschiedlich gestaltet sind: mal auf Namen und Telefonnummer beschränkt, mal mit der Möglichkeit, eine Kurznachricht zu senden; einige mit der Ankündigung eines sofortigen Rückrufs, andere mit der Möglichkeit für den Patienten, einen groben Zeitraum der Erreichbarkeit anzugeben (Welcher Wochentag? Eher vormittags oder nachmittags?). Ob ein solches Angebot in Ihrer Praxis sinnvoll ist und durch Ihr Praxisteam zuverlässig umgesetzt werden kann, ist vorab natürlich sorgfältig zu prüfen. Entpuppt sich der vermeintliche Ausnahmeservice als leeres Versprechen, ist der Imageschaden vorprogrammiert.

Interessant sind solche Angebote dennoch, kommt in ihnen doch ein gewandeltes Verständnis der Arzt-Patienten-Beziehung zum Ausdruck. Salopp könnte man sagen: Die Fallhöhe hat abgenommen. Waren bis vor 20 Jahren Ärzte für viele Menschen noch Halbgötter in Weiß, werden sie heute mehr und mehr zu geachteten Fachleuten und Beratern. „Halbgötter" gewähren Audienzen, mit einem Berater vereinbart man einen Termin. Dazu hat zweifellos die zunehmende Ökonomisierung der Medizin beigetragen, die Reduzierung von Kassenleistungen, die daraus resultierende Notwendigkeit, mit seinem Arzt (auch) über Geld zu sprechen. Wer am Empfangstresen eine „Gebühr" entrichtet, bevor er eingelassen wird, nimmt seinen Arzt anders wahr – wird ihm doch wiederholt bewusst gemacht, dass es nicht nur um Heilung und Gesundheit geht, sondern auch um den Austausch von Geld gegen (medizinische) Leistung. Die anhaltende Diskussion um die Einkünfte der Ärzte, die Bilder demonstrierender Mediziner sowie Politiker und Funktionäre, die öffentlich bezweifeln, dass das medizinisch mögliche noch finanzierbar sei, tun ein Übriges.

Für viele, sicher nicht alle, Patienten gilt daher: Sie begegnen ihrem Arzt stärker auf Augenhöhe und möchten entsprechend behandelt werden. Wenn Berater in Sachen Praxismarketing die Ausrichtung auf die „Patientenzufriedenheit" fordern, ist das letztlich nur ein

Reflex dieser Entwicklung. Ob Sie ein elektronisches Callback-System einrichten oder nicht, ist daher sekundär. Wirklich wichtig ist, ob der Umgang mit Patienten in Ihrer Praxis insgesamt einer sich wandelnden Arzt-Patienten-Beziehung Rechnung trägt. Dazu gehört, dass viele Patienten, die Fragen an Ihren Arzt haben, nicht mühsam hinter ihm hertelefonieren mögen (*"Jetzt ist es gerade wieder schlecht. Können Sie es in einer viertel Stunde noch mal probieren?"*). Und dazu gehört beispielsweise auch, dass Patienten nicht minutenlang in einer Warteschleife hängen, um dann festzustellen, dass der Arzt weder vorinformiert wurde, wer am anderen Ende der Leitung ist, noch weshalb der Patient anruft.

Treffen Sie mit Ihrem Team klare Regelungen, wer durchgestellt wird und wer nicht. Im Allgemeinen bewährt es sich, eher einen Rückruf anbieten zu lassen, als immer wieder bei der Arbeit unterbrochen zu werden. Auf diese Weise lassen sich auch Werbeanrufe, die als „privat" getarnt werden, leicht herausfiltern: In dem Moment, wo der Anrufer Namen, Telefonnummer und ein Stichwort preisgeben soll, erledigt sich manches Anliegen urplötzlich von selbst. Überlegen Sie, ob Sie Rückrufe in einem bestimmten Zeitraum routinemäßig bündeln können, der dem Patienten mitgeteilt werden kann (*"Frau Dr. … meldet sich zwischen 14 und 15 Uhr bei Ihnen."*). Das ist patientenorientiert und zeitökonomisch gleichermaßen. Sorgen Sie dafür, dass die Helferin am Telefon sich Notizen macht, die Sie auf das Gespräch einstimmen. Dafür genügt ein einfaches Formular „Telefonnotiz", das mit Rubriken wie „Name des Anrufers", „Telefonnummer", „Inhalt/Anliegen", „Rückruf bis …" alle wichtigen Informationen abfragt. So schlagen Sie zwei Fliegen mit einer Klappe: Sie erleichtern sich Ihren Alltag und geben dem Patienten das Gefühl, dass sein Anliegen ernst genommen wird.

Checkliste: Erstkontakt am Telefon

- ☑ Sitzt bei Ihnen jemand am Telefon, der Ihre Praxis optimal repräsentiert – jemand mit angenehmer Telefonstimme, der offen und freundlich mit den Patienten umgeht?
- ☑ Haben Sie im Praxisteam eine Begrüßungsformel festgelegt?
- ☑ Gibt es einen Gesprächsleitfaden für die Vergabe von Terminen? Werden dabei Präferenzen des Patienten abgefragt und berücksichtigt?
- ☑ Haben Sie Spielregeln dafür formuliert, wer unter welchen Umständen direkt zu Ihnen durchgestellt wird?
- ☑ Gilt im Praxisteam die Devise:
Wer immer vom Patienten ein Anliegen geschildert bekommt, kümmert sich darum – und sei es, durch einen zuverlässigen Rückruf?
- ☑ Wissen Ihre Helferinnen, wie sie am besten mit „schwierigen" (verärgerten, umständlichen, fordernden) Patienten umgehen?
- ☑ Haben Sie Ihre Warteschleife bzw. Ihren Anrufbeantworter einmal selbst abgehört? Sind Sie zufrieden damit?

Ich habe kein Marketing gemacht,
ich habe immer nur meine Kunden geliebt.

Zino Davidoff, Schweizer Unternehmer

Erster Praxiskontakt: Positiv einstimmen

Blicken wir den Tatsachen ins Auge: Wer geht schon gern zum Zahnarzt? Eine ausgesprochene Zahnbehandlungsphobie ist zwar selten, und diese Angstpatienten meiden den Zahnarzt jahrelang, manchmal jahrzehntelang, gleich ganz. Die übrigen 95 Prozent der Patienten kommen, allerdings häufig mit mehr oder weniger starkem Bauchgrimmen. Es liegt an Ihnen und Ihrem Team, ob sich diese negativen Emotionen beim Betreten der Praxis spontan verstärken oder mildern. Dabei wirkt der Gesamteindruck der Räume ebenso wie der erste persönliche Kontakt am Empfang.

So absurd es klingen mag: Die negative Erwartungshaltung hat einen entscheidenden Vorteil – sie gibt Ihnen die Chance, Ihre Patienten positiv zu überraschen! Wer heute ein beliebiges Mittelklassehotel betritt, setzt eine durchdachte und freundliche Gestaltung schon im Eingangs- und Empfangsbereich einfach voraus. Wer eine Arztpraxis betritt, ist in der Regel auf alles gefasst. Trifft er auf eine angenehme Atmosphäre, wird dies positiv registriert. Für einen solchen „ersten Eindruck" veranschlagen Psychologen gerade einmal sieben Sekunden. In dieser kurzen Zeitspanne findet keine rationale und vollständig bewusste „Analyse" statt; vielmehr reagieren Menschen intuitiv auf ein Konglomerat von optischen Eindrücken, Farben, Gerüchen und Geräuschen. Architekturpsychologen setzen sich sogar wissenschaftlich mit der emotionalen Wirkung von Gebäuden und Räumen auseinander.

> Doch schon der Versuch, seine Praxis einmal mit fremden Augen zu sehen, und der Vergleich mit anderen Praxen liefern erste Hinweise. Und so wichtig das Ambiente auch sein mag: Wichtiger ist die Ansprache durch das Praxispersonal. Die schönste Einrichtung bringt wenig, wenn sich der Patient unfreundlich behandelt und wenig willkommen fühlt.
>
> Also Kuschelkurs? Nein, Patientenorientierung: Uns geht es darum, dass Ihre Patienten sich wohl fühlen und ein eventuell vorhandenes Unbehagen beim Betreten Ihrer Praxis nicht noch verstärkt wird. Von einem entspannten Patienten profitieren schließlich auch Sie als Arzt – im Patientengespräch wie bei der anschließenden Behandlung.

Wie im Taubenschlag?
Der Empfang

In manchen Arztpraxen ist der Empfang eine Art Patientenschleuse: Hinter einer brusthohen Barriere sitzt eine sichtlich gestresste Mitarbeiterin, die im Minutentakt die immergleichen Sätze sagt: „Waren Sie schon mal bei uns? – Haben Sie Ihre Versicherungskarte dabei? – Füllen Sie bitte diesen Anmeldebogen aus! – Dann dürfen Sie im Wartezimmer Platz nehmen." Spätestens bei der letzten Formulierung werde ich ungehalten: Muss ich schon dankbar sein, dass mir hier gnädig ein Stuhl angeboten wird? Hat der Hereinkommende Pech, wartet er noch dazu Ellenbogen an Ellenbogen mit Mitpatienten und erfährt so, wer heute Zahnschmerzen hat, wem die Krone angepasst wird und wer zur Zahnreinigung kommt. Ist er schließlich an der Reihe, bekommt die Dame am Empfang womöglich noch nicht einmal einen Gruß über die Lippen, geschweige denn seinen Namen. Ihr energisch auffordernder Blick ruft eher Erinnerungen an die strenge Deutsch- oder Religionslehrerin wach, die einem das Schülerleben vergällte.

Wer sich Beispiele moderner Praxisgestaltung ansieht, stellt fest, dass der Empfangsbereich heute aus gutem Grund meist großzügig geplant wird und hohe Tresen offensichtlich nicht mehr als der Weisheit letzter Schluss betrachtet werden. Ist bei Ihnen genau solch ein „Schutzwall" installiert, können Sie auch ohne aufwändigen Umbau die Situation für Ihre Patienten verbessern: Wie wäre es, wenn die Helferin am Empfang steht und den Hereinkommenden so auf Augenhöhe begegnet? Gedrängel am Tresen lässt sich vermeiden, wenn Patienten sich ein paar Meter abseits kurz setzen können. Vor mancher Arzttheke herrscht weniger Diskretion als vor dem Schalter bei der Hauptpost. Verschlimmert wird dies noch durch nicht abgetrennte Wartezimmer, die offenbar das Abholen der Patienten durch lautes „Aufrufen" ersparen sollen und wo jeder hautnah mitbekommt, was sich während seiner Wartezeit am Empfang abspielt.

Zwischenruf Roger Rankel

Es ist überhaupt kein Drama, wenn der Patient am Empfang kurz warten muss – im Gegenteil: Ich sorge in meinem Büro gerade bei Erstkunden sogar für ein paar Minuten Wartezeit! Damit schaffe ich gezielt „Beobachtungssituationen", in denen sie sich einen ersten Eindruck verschaffen und beispielsweise in einer Imagebroschüre blättern, einen Kaffee trinken oder Referenzen anderer Kunden lesen können. Erfahrungsgemäß gehen derart „eingestimmte" Neukunden entspannter in das folgende Gespräch. Voraussetzung ist natürlich, dass das Beobachtungsergebnis positiv ausfällt, weil Mitarbeiter und Ambiente einen guten Eindruck hinterlassen.

Dieser Effekt greift auch bei einer kurzen Wartezeit am Empfang. Wird Ihrem Patienten diese Zeit angenehm gemacht, kann er sich in Ruhe umschauen und mit der Situation vertraut machen. Welche Atmosphäre herrscht in der Praxis? Welchen Eindruck machen die Mitarbeiterinnen? Wie sieht der Arzt aus, der vielleicht gerade über den Flur geht? Erste positive Eindrücke werden viele Patienten dankbar zur Kenntnis nehmen, denn ein Arztbesuch wird häufig auch heute noch als eher stressig empfunden.

Tipp: Legen Sie ein Praxisbuch am Empfang aus, in dem alle Mitarbeiter mit Foto und Kurzvita vorgestellt werden und Ihre Praxisphilosophie erläutert wird. Ihre Patienten werden kurze Wartezeiten gerne zum Blättern nutzen.

Der Empfang ist die Visitenkarte Ihrer Praxis. Wer nicht lächeln mag, gehört nicht dorthin; wer Patienten als lästiges Übel betrachtet, erst recht nicht. Einige Praxen besetzen diese Schlüsselposition inzwischen bewusst mit Mitarbeiterinnen, die Erfahrung aus dem Service mitbringen und bereit sind, sich zahnmedizinische Basiskenntnisse anzueignen. Hier spielt die Erkenntnis mit, dass ein zuvorkommender Umgang mit Menschen vor allem eine Frage der persönlichen Haltung und nur begrenzt erlernbar ist. „Hire for attitudes, train for skills" lautet dementsprechend das Motto einer großen amerikanischen Fluglinie.

Eine freundliche Begrüßung des Hereinkommenden sollte ebenso selbstverständlich sein wie höfliche Umgangsformen, vom „Bitte" und „Danke" bis zur Ansprache des Patienten mit Namen. Eine Unsitte ist auch, hereinkommende Patienten zu ignorieren, bis sie „dran" sind, oder ungerührt ein Gespräch mit der Kollegin fortzusetzen, obwohl jemand wartet. Für ein freundliches Nicken ist auch dann Zeit, wenn man gerade telefoniert. Hapert es bei solchen Basics, könnten Sie das Thema „Patientenempfang" auf die Tagesordnung der Teambesprechung setzen und mit Ihren Mitarbeiterinnen Punkte sammeln, die einem selbst als Patient bei Arztbesuchen angenehm oder unangenehm aufgefallen sind. Daraus ergibt sich dann rasch ein Leitfaden für richtiges Verhalten.

Natürlich sollte der Anmeldebereich aufgeräumt und ordentlich sein. Ein schöner Blumenstrauß oder andere dekorative Elemente lockern die klinische Atmosphäre auf. Entscheidend bleibt jedoch der menschliche Faktor! Kürzlich wurde ich als Patient in einer Arztpraxis an der Anmeldung mit einem freundlichen „Gute Besserung, Herr Reichert di Lorenzen" verabschiedet. Schon merkwürdig, dass mir das so positiv auffiel, doch der Grund ist simpel: Es war das erste Mal seit Jahren. Eine super Marketingmaßnahme, und noch dazu völlig kostenfrei. Das gilt für viele zwischenmenschliche Elemente. So könnte beispielsweise eine begabte Auszubildende neue Patienten kurz durch die Praxis führen und Hilfe beim Ausfüllen des Anmeldebogens anbieten. Trainieren lässt sich das im Rollenspiel mit einer erfahrenen Kollegin, die so en passant dem Nachwuchs wichtige Grundkenntnisse vermitteln kann. Auch Patienten beim Eintreffen zu informieren, wenn sie ausnahmsweise mit einer Wartezeit von mehr als 30 Minuten rechnen müssen, signalisiert Wertschätzung. Mancher nutzt die Zeit gerne, um eine kurze Besorgung zu machen oder einen Kaffee trinken zu gehen.

Gerüche & Geräusche
Was den Patienten negativ beeinflusst

Machen Sie einmal die Probe aufs Exempel: Die meisten Menschen erinnern sich noch sehr lebhaft an Kindheitserlebnisse beim Zahnarzt, oft besser als an Kindergarten, Schulausflüge oder Kindergeburtstage. „Den Zahnarzt meiner Kindheit werde ich nie vergessen", erzählte mir kürzlich jemand. „Das Wartezimmer glich einer dunklen Höhle – beige gestrichene Wände, braunes Linoleum, dunkelbraune Möblierung, eng und stickig. Hier saßen die Patienten im Karree zusammengepfercht, eingehüllt in den typischen Zahnarztgeruch, der beim Öffnen der gepolsterten Tür zum benachbarten Behandlungszimmer meist durch schrille Bohrgeräusche ergänzt wurde. Man wusste: Sobald man durch diese Tür trat, würde es wehtun, denn eine

Betäubungsspritze gab es allenfalls zum Zähneziehen. In meiner Erinnerung mussten wir immer stundenlang warten, aber das war vielleicht nur kindliche Ungeduld. Das Einzige, was mich diese dörfliche Form der Vorhölle ertragen ließ, war das Versprechen meiner Mutter, mir hinterher ‚etwas Schönes' zu kaufen, wenn ich ‚tapfer' wäre."

Und nun stellen Sie sich vor, dieser Patient betritt Ihre Praxis: Als Erstes schlägt ihm der vertraute „Zahnarztgeruch" entgegen, als nächstes registriert er ein schrilles Bohrgeräusch. Wenn er nicht schon mit Angst gekommen ist, krampft sich spätestens jetzt sein Magen zusammen. Es ist erstaunlich, wie stark sich gerade Gerüche in unserem Gedächtnis festsetzen. Viele Praxen, die Wert auf Patientenorientierung legen, werben ausdrücklich damit, dass der Patient hier nicht vom „typischen Zahnarztgeruch" empfangen werde. Wenn Sie Ihren Patienten etwas Gutes tun wollen, suchen Sie daher am besten nach einer Alternative für Nelkenöl und CHKM oder setzen Sie einen Raumbefeuchter mit beruhigendem Duft ein. Stellen Sie sicher, dass man nicht schon am Empfang und im Wartezimmer Zeuge von Behandlungsgeräuschen ist. Manche Praxen setzen auf leise Hintergrundmusik, andere ermuntern Patienten schon bei der Terminvereinbarung, den iPod mit ihrer Lieblingsmusik mitzubringen, wenn sie mögen. Auch Mitarbeiterinnen, die mit OP-Handschuhen und Mundschutz über den Flur laufen, tragen nicht gerade zur Beruhigung bei. Ein paar einfache Verhaltensregeln, die das verhindern, kosten kein Geld und machen Ihrem Patienten das Leben angenehmer.

Von Eiche altdeutsch bis Feng Shui: Praxen
Wonach Ihr Patient Sie beurteilt

Jede Wohnung verrät uns etwas über die Menschen, die dort leben. Betreten wir Räume das erste Mal, schließen wir unwillkürlich von Einrichtung, Bildern, Grad der Ordnung oder Unordnung auf den Bewohner. Bei einer Praxis ist es nicht viel anders. Natürlich müssen Praxisräume funktional sein, die Zusammenarbeit erleichtern, kurze Wege bieten und zudem medizinischen Hygienevorschriften entsprechen. Aber diese Rahmenbedingungen lassen immer noch breiten Gestaltungsspielraum. Manche Arztpraxis ist inzwischen deutlich in die Jahre gekommen, die letzte Investition in Farbe oder neues Mobiliar liegt augenscheinlich länger zurück. Ist der Patientenstamm gemeinsam mit dem Praxisinhaber gealtert, mag das bis zu dessen wohl verdientem Ruhestand funktionieren. Wer hier neu einsteigt, muss allerdings auch optisch für frischen Wind sorgen, wenn er neue Patienten überzeugen will. Andere Praxen erinnern inzwischen fast an luxuriöse „Wellness-Oasen": Mit großzügigem Empfangsbereich, edlem Design, Feng-Shui-Elementen wird ein Ambiente geschaffen, das auf anspruchsvolle und gut situierte Patienten zielt. Die Mehrzahl der Praxen bewegt sich zwischen diesen beiden Extremen.

Natürlich sollte die Praxis einen absolut aufgeräumten, frischen und hygienischen Eindruck machen. Beim Friseur tolerieren wir notfalls Gebrauchsspuren an den Wänden oder abblätternde Farbe, im Restaurant runzeln wir schon die Stirn, beim Arzt beginnen wir, an der Behandlungsqualität zu zweifeln. Jenseits solcher Basics spielen vor allem zwei Momente eine Rolle:
1. Elemente, die auf Patienten beruhigend wirken,
2. Solche, die einen Hinweis auf Ihre Persönlichkeit geben.

Mittlerweile kombinieren viele Praxiseinrichter das klinische Weiß mit warmen Farbtönen und setzen beim Fußboden eher auf Holz als auf Kunststoffbeläge. Gut, wenn Ihr Patient beim Eintreten nicht sofort „Typisch Zahnarzt!" denkt. Wenn Sie eine „Leitfarbe" für Ihre Praxis definiert haben, sollte diese nicht nur auf Briefbögen, Prospekten und Praxisschild auftauchen, sondern auch in Ihren Räumen. In großen Praxen lassen sich farbige Elemente für ein Leitsystem zur besseren Orientierung der Patienten einsetzen. Ehe Sie selber mit Farbfächern hantieren, lohnt es sich, fachlichen Rat einzuholen. Möglicherweise können Sie mit überschaubarem Aufwand Ihrer Praxis ein neues Gesicht verleihen.

Eine persönliche Note, die Sie als Mensch greifbarer macht, ist ein starkes Sympathiemoment für Patienten, die Ihre Vorlieben teilen. Das kann moderne Kunst sein, die Sie in Ihrer Praxis ausstellen, das mögen die Bang & Olufsen-Boxen oder der Flachbildschirm im Wartezimmer sein, für den Sie sich als Hifi-Fan begeistern können. Oder es ist ein außergewöhnliches Aquarium im Wartebereich, das Sie als überzeugten Aquarianer outet und viele Kinder die Spielecke völlig vergessen lässt. Dass ich dabei nicht an einen veralgten 40 x 80 cm-Block denke, sondern an ein spektakuläreres Objekt in Größe wie Innenleben, werden Sie schon wissen, wenn Sie bis hierher gelesen haben. Auch Skulpturen und ähnliche Elemente lassen sich einsetzen: Vielleicht reisen Sie Jahr für Jahr nach Afrika und dekorieren das Wartezimmer sparsam mit Masken, die schon Picasso inspirierten und europäische Betrachter in der Tat an seine Kunstwerke erinnern. Wenige Akzente genügen, um den Einstieg in manches Patientengespräch zu erleichtern und einen beruhigenden Blick auf den Menschen im Zahnarztkittel zu ermöglichen. Die von Ihnen gewählten Gestaltungselemente sollten auf jeden Fall zu Ihnen wie auch zu Ihrer bevorzugten Zielgruppe passen.

Im Wartezimmer verbringt der Patient auch in einer gut organisierten Praxis genügend Zeit, um sich in Ruhe umzusehen und selbst Details zu registrieren. Sorgen Sie also dafür, dass dieser Raum für und nicht gegen Sie spricht:

- Haben Sie schon mal auf Ihren Wartezimmerstühlen gesessen? Sitzt man darauf auch noch nach 15 Minuten einigermaßen bequem?
- Wie ist die Geräuschkulisse?
- Wie sind Raumklima und Beleuchtung – eher behaglich oder eher stickig und unangenehm grell oder düster?

- Ist die Zeitschriftenauswahl auf Ihre Patientenzielgruppe abgestimmt? Kontrolliert jemand mehrmals täglich, dass sich die Lektüre nicht zu einem unordentlichen Papierhaufen türmt?
- Was sagt die Dekoration über Sie aus? (Bilder, Skulpturen, Blumen, andere Elemente)
- Wirken die Möbel zeitgemäß? Passt der optische Eindruck zur übrigen Praxis?

Zwischenruf Roger Rankel

Dass sich Ihre Patienten im Wartezimmer wohl fühlen sollen, ist doch eigentlich selbstverständlich, oder? Ich bin da inzwischen kompromisslos: Wer mir harte Stühle, zerlesene Boulevardzeitschriften und in die Jahre gekommene Tapeten zumuten will, passt eben nicht zu mir. Außer durch ein angenehmes Ambiente lasse ich mich auch gern durch geschickte Mittel der Kompetenzdarstellung überzeugen, etwa durch gerahmte Zertifikate wichtiger Fortbildungen. Und da meine Zeit eng begrenzt ist, weiß ich es sehr zu schätzen, wenn ich mich als Patient über die Leistungen Ihrer Praxis vorinformieren kann, beispielsweise mit entsprechenden Informationsmappen oder Flyern oder – ganz innovativ – durch ein individualisiertes Fernsehangebot. Damit stehe ich nicht allein da: Ein „Wartezimmer-TV" mit einer professionellen Präsentation Ihrer Praxis, Infos über Behandlungsmethoden und IGeL-Leistungen und unterhaltenden Kurzfilmen wird nach Erkenntnissen des Marktforschungsinstituts GfK von 90 Prozent aller Patienten als „glaubwürdig" eingestuft und von 80 Prozent ausdrücklich begrüßt.[29]

---

29 Ein Beispiel für ein speziell auf Zahnärzte zugeschnittenes Angebot findet sich unter www.quintessenz.tv

Für das Aufrufen der Patienten im Wartezimmer kursieren die unterschiedlichsten Modelle:
- Ein knarzender und knisternder Lautsprecher, der den Wartenden in das Behandlungszimmer beordert;
- Das laute Herbeirufen der Patienten durch die Mitarbeiterin am Empfang (mit unvermeidlichen Missverständnissen, wenn es etwa heißt „Frau Meier in die Eins", sei es, weil Frau Meier nicht mehr so gut hört, sei es, weil sie keine Ahnung hat, wo sich die „Eins" befindet);
- Das Abholen der Patienten durch eine Helferin;
- das Abholen der Patienten durch den Arzt selbst.

Den Patienten persönlich abzuholen und ins Behandlungszimmer zu geleiten ist natürlich ungleich höflicher und menschlich wertschätzender als ein „Rufappell". Das kann durchaus eine freundliche Helferin für Sie erledigen, nur sollte diese dann ein wenig mehr über die Lippen bringen als ein lautes „Herr Müller, bitte!"

In den Behandlungsräumen greifen viele Ärzte zur Dekoration auf wissenschaftlich anmutende Plakate von Pharmaunternehmen zurück. Doch nicht alles, was Sie als Arzt anspricht, gefällt auch dem Patienten. Wer die Zeit bis zum Wirken der Narkose im Angesicht einer vierfarbigen Darstellung der Parodontitis oder einer Detailillustration zur Zahnwurzelentzündung verbringen darf, fühlt sich womöglich noch ein bisschen kränker, wenn Sie ins Behandlungszimmer zurückkommen. Bieten Sie lieber unverfängliche „Ablenker" wie Mobiles oder Bilder mit entspannenden Sujets. Schautafeln und Modelle lassen sich auch griffbereit in Schubladen unterbringen. Verbannen Sie Instrumente soweit es geht aus dem Blickfeld des Patienten, bevor die Behandlung beginnt. Dazusitzen und auf eine Palette von Haken, Bohrern und Tupfern zu starren, bis es endlich losgeht, treibt vielen Menschen den Puls in die Höhe. Nicht zu Unrecht galt im Mittelalter das Zeigen der Instrumente als erste Stufe der Folter. Heizen die

Praxisräume sich an warmen Tagen rasch auf, werden Ihre Patienten zudem für eine Klimaanlage dankbar sein.

Das Bemühen um ein wenig Behaglichkeit sollte sich schließlich auch auf der Patiententoilette fortsetzen. Dies beginnt bei Duftkerze und Dekoelement und endet damit, dass Ihre Patienten hier ganz selbstverständlich Einmal-Zahnbürsten, Zahncreme und Zahnseide vorfinden. Sorgen Sie dafür, dass eine Helferin diesen Raum mehrmals täglich kontrolliert.

Vom Logo bis zur Praxiskleidung
Der Gesamteindruck/Corporate Identity

Was kommt Ihnen als Erstes in den Sinn, wenn Sie über ein Praxislogo nachdenken? Lassen Sie mich raten: ein stilisierter Zahn. Das scheint bei 90 Prozent der Kollegen ebenso zu sein, und unglücklicherweise setzen die meisten von ihnen diese spontane Assoziation auch gleich in die Tat um. Die Funktion eines Logos – nämlich den Träger auf unverwechselbare Weise zu repräsentieren – wird damit ad absurdum geführt. Die Frage, ob Patienten durch das Bild positiv angesprochen werden, ist dabei noch nicht einmal berührt – möglicherweise assoziieren sie nicht einfach nur die Profession des Zahnarztes, sondern die lästige und Angst einflößende Prozedur des Zähneziehens?

Große Unternehmen geben viel Geld für die Entwicklung eines einprägsamen Logos aus. Das Balkenlogo der Deutschen Bank beispielsweise, der Mercedes-Stern oder das stilisierte Lächeln des „TUI"-Schriftzuges bleiben im Gedächtnis haften. Auffällig ist, dass erfolgreiche Logos vergleichsweise simpel anmuten. „Das Geheimnis einer schönen Form liegt in ihrer Einfachheit. Das beste Signet ist dasjenige, welches von einem Kind mit einem Finger im Sand nachgezeichnet werden kann", so der bekannte Grafiker und Schriftdesigner Adrian Frutiger.[30] Wenn Sie Praxisschild, Visitenkarten und übrige Unterlagen, aber auch die Praxiskleidung mit einem Logo schmücken wollen, wenden Sie sich an einen Fachmann und machen Sie sich darauf gefasst, dass es etliche Versuche braucht, bis der geniale Geistesblitz gefunden ist. Ehe Sie auf Clip-Arts oder Standardmotive zurückgreifen, beschränken Sie sich lieber auf eine „Wortmarke": Ihren durchdacht gestalteten Namensschriftzug, der Ihre „Praxisschrift" ergänzt. Auch dafür gibt es eindrucksvolle Erfolgsbeispiele – siehe Coca Cola.

Was immer Sie gestalten lassen: Achten Sie darauf, dass das Ergebnis auch in einer Schwarz-Weiß-Kopie noch gut aussieht, damit Sie nicht zu teuren Farbkopien oder -ausdrucken gezwungen sind. Auch Papierunterlagen sollten einen „wertigen" Eindruck machen, der zu Ihrer anspruchsvollen Leistung passt. Einen Kostenplan im hohen dreistelligen oder sogar vierstelligen Bereich auf lappigem Papier, schief ausgedruckt und im Billigumschlag versandt – das ist ungefähr so, als würde der Juwelier Ihnen die teure neue Uhr dick in Packpapier eingewickelt und mit einer braunen Paketschnur verschnürt überreichen.

---

30 Zit. nach Barbara König-Warneboldt, „Gute Zeichen – schlechte Zeichen"; in: *Niedersächsisches Ärzteblatt* 03/2009; im Internet unter www.haeverlag.de

Zwischenruf Roger Rankel

Schon in der Bibel wird ja gewarnt, dass man gern den Splitter im Auge des anderen wahrnimmt, den Balken im eigenen Auge aber großzügig übersieht. Ich wundere mich gelegentlich, dass auch Menschen, die beim Kauf eines Autos, bei der Wohnungseinrichtung oder bei ihrer Kleidung großen Wert auf Design und Ästhetik legen, bei der eigenen beruflichen Selbstdarstellung die Messlatte nicht mehr ganz so hoch legen. Natürlich ist ein Kostenplan auf 80 Gramm leichtem Kopierpapier nicht automatisch weniger angemessen als der auf einem persönlichen Briefbogen in besserer Papierqualität, genauso wenig, wie die teure Uhr im Packpapier Schaden nimmt. Und doch beschädigt beides die Wertigkeit des Angebots. Die Verpackung muss einfach stimmen – Montblanc überreicht seine teuren Schreibgeräte ja auch nicht in einer Pappschachtel.

Apropos Montblanc: Auch Worte schaffen Werte. Das Schweizer Unternehmen produziert eben keine „Füller" und „Kulis", sondern „Schreibgeräte", Ferrero verkauft „Mon Chéri mit der Piemont-Kirsche", obwohl nicht einmal die gesamte Kirschernte des Piemont laut Aussage des Unternehmens für die eigene Pralinenproduktion ausreichen würde. Was spricht dagegen, das schonungslose Medizinvokabular, in dem jede Krone gleich zum „Zahnersatz" und jede größere Maßnahme zur „Gebiss-Sanierung" wird, durch patientenfreundlichere Wendungen zu ersetzen? Ein echtes Negativbeispiel ist der folgende, wohl werbend gemeinte Text eines Kollegen, der eine „systematische Gebiss-Sanierung" wie folgt im Internet ‚bewirbt': „Das geschädigte Kauorgan wird dabei durch geeignete individuell geplante Maßnahmen (...) in einen, der Ausgangssituation entsprechenden, bestmöglichen Versorgungszustand gebracht." Sorry, aber da gehe ich mit meinem Kauorgan lieber woanders hin!

Im Idealfall bilden Praxiseinrichtung, Website, Kleidung der Mitarbeiter, Logo und Papierunterlagen ein harmonisches Ganzes, sind Ausdruck eines durchdachten „Corporate Design". Auf keinen Fall sollte jemand, der sich im Internet vorinformiert hat, bei Betreten Ihrer Räume auf die Idee kommen, er habe sich in der Tür geirrt. Bei der Praxisbekleidung haben sich die Konventionen in den letzten Jahren gelockert. In etlichen Praxen herrscht nicht mehr reines Weiß vor. Ob man außer im Bereich Kinderzahnheilkunde oder in einer auf Angstpatienten spezialisierten Praxis auf bunte T-Shirts oder Blusen umschwenken sollte, will allerdings gut überlegt sein. Weiß steht nicht nur für Reinheit, sondern auch für Kompetenz und verkörpert zudem den Nimbus, den der Arztberuf für die meisten Menschen bis heute hat. Ein „Halbgott in Rot" ist nur schwer vorstellbar. Dazu passt eine repräsentative Befragung aus dem Jahr 2003, derzufolge 75 Prozent der Deutschen Ihren Arzt in Weiß sehen möchten.[31] Möglicherweise tun Sie sich mit gut sitzender weißer Kleidung, die mit Praxislogo oder Namensaufnäher in der Praxisfarbe geschmückt ist, den größeren Gefallen. Gute Kollektionen der Anbieter für Berufskleidung sind inzwischen so angelegt, dass sich passend zum Praxisauftritt und für jede Figur etwas finden lässt. Machen Sie eine bestimmte Linie in Ihrer Praxis zur Pflicht, lassen Sie Wahlmöglichkeiten innerhalb der Kollektion und motivieren Sie Ihre Mitarbeiterinnen durch einen Zuschuss für diese Maßnahme. Ein stimmiges Praxisbild muss nicht zwangsläufig viel Geld kosten – aber eines kostet es auf jeden Fall: ein wenig Überlegung.

---

31 Quelle: Birgit Tambaur-Bischoff, „Fesches Outfit spricht Patienten an"; in: *Zahnärztliche Mitteilungen* vom 16. 10. 2003; im Internet unter www.zm-online.de

Checkliste: Praxiskontakt

- ☑ Sind Ihre Patienten angenehm überrascht, wenn sie Ihre Praxis betreten? Oder sind Ambiente, Geruch und Geräusche eben „typisch Zahnarzt"?
- ☑ Ist die Mitarbeiterin am Empfang freundlich und zugewandt? Ist genügend Diskretion gewährleistet?
- ☑ Haben Sie schon einmal an einen zusätzlichen Service für Ihre Patienten gedacht? (Praxisführung durch eine Mitarbeiterin, Hilfe beim Ausfüllen des Anmeldebogens, Information über voraussichtliche Wartezeiten etc.)
- ☑ Kann man sich in Ihrem Wartezimmer wohl fühlen? Ist für ein gutes Raumklima gesorgt? Prüft eine Mitarbeiterin regelmäßig, wie es dort aussieht?
- ☑ Werden Sie durch wenige sparsame Elemente in Ihrer Praxis auch als Mensch sichtbar? Oder setzen Sie bei Bildern und anderen Elementen auf gesichtslose Standarddekoration (was im Übrigen auch etwas über Sie aussagt)?
- ☑ Präsentieren Sie sich auch optisch individuell, professionell und „hochwertig"? (Logo, Praxisschild, Praxiskleidung, Papierunterlagen)

Das Zahnweh subjektiv genommen, ist ohne Zweifel unwillkommen.
Vergessen sind die Kursberichte, die Steuern und das Einmaleins,
kurz, jede Form gewohnten Seins.

Wilhelm Busch (aus: „Balduin Bählamm, der verhinderte Dichter")

Patienten:
Der Mensch, der am Zahn hängt

Im Juni 2009 veröffentlichte die Frankfurter Allgemeine Sonntagszeitung eine Umfrage der Bertelsmann-Stiftung unter dem Titel „Was Patienten wichtig ist". Für die große Mehrheit der Befragten, 79 Prozent, ist das „Eingehen auf Fragen" relevant, dicht gefolgt von „Verständlichkeit" (73 Prozent) sowie „Freundlichkeit/Umgangston" (70 Prozent). Fachliche Kriterien wie „Behandlung nach neuestem Wissen", „Erfolgsrate" oder „Berufserfahrung in der Praxis" folgen mit 51, 40 bzw. erstaunlich niedrigen 36 Prozent erst in deutlichem Abstand.[32] Auch wenn sich die Umfrage auf Hausärzte bezieht, ist nicht davon auszugehen, dass sich beim Zahnarzt dieses Verhältnis plötzlich völlig umkehrt. Professor Johann Steurer, der eine Arbeitsgruppe für medizinische Qualitätskriterien an der Schweizerischen Akademie der Medizinischen Wissenschaften leitet, unterstreicht: „Die fachliche Qualität des Arztes ist gar nicht so wichtig. Die Patienten gehen davon aus, dass jeder Arzt sie ordentlich behandelt."[33] Umso sensibler reagieren sie auf Defizite in der Beratung oder auf schroffe Umgangsformen.

32 Patrick Bernau, „Patienten benoten ihre Ärzte"; in: *Frankfurter Allgemeine Sonntagszeitung*, 21. 06. 2009.
33 Zit. nach ebd.

Erstaunlicherweise spielen Kommunikation und Psychologie im zahnmedizinischen Studium dennoch kaum eine Rolle, ganz so, als habe es der Arzt später wie ein Mechaniker nur mit leblosen Maschinen zu tun, die es zu „reparieren" gilt. Ein empathischer Umgang mit dem Patienten und eine durchdachte Gesprächsführung bei der Beratung legen die Basis für eine vertrauensvolle Arzt-Patienten-Beziehung und sorgen für hohe Akzeptanz Ihrer Behandlungsvorschläge. Wer in Ihre Praxis kommt, möchte ernst genommen und gut informiert werden; er braucht Sie aber gleichzeitig als kompetenten Lotsen durch die Vielzahl der Behandlungsalternativen. Erfüllen Sie diese Bedürfnisse, machen Sie Ihre Patienten zu Botschaftern Ihrer Praxis.

Der Beginn einer wunderbaren Freundschaft?
Ihr Einstieg ins Patientengespräch

Beginnen wir mit einem Negativszenario: Bevor der neue Patient seinen Zahnarzt das erste Mal sieht, wird er von der Helferin im Behandlungsstuhl platziert, er bekommt das übliche „Lätzchen" umgebunden, der Stuhl wird passend eingestellt. Nach einigen Minuten kommt der Arzt hereingerauscht, begrüßt den halb Liegenden knapp und fragt, während er sich gleichzeitig umwendet und Handschuhe überstreift: „Irgendwelche Probleme?" Schon ist der Mundschutz angelegt, und der Kollege blickt seinen Patienten mit dem Mundspiegel im Anschlag erwartungsvoll an.

Das ist mit Sicherheit nicht der Beginn einer gelungenen Beratung. Patienten wollen „auf Augenhöhe" behandelt werden, und das kann man bei der Begrüßung ruhig auch wörtlich nehmen. Wer aus der Liegestuhlposition zu seinem Arzt aufschauen muss und zusätzlich durch ein Papierlätzchen infantilisiert wurde, hat es schwer, sich akzeptiert zu fühlen. Die Routine signalisiert vielmehr Eile und wenig Bereitschaft, sich auf den jeweiligen Patienten einzustellen. „Rund 70 Prozent aller Patienten wechseln die Praxis, weil sie das Gefühl haben, dass man dort ihren Bedürfnissen mit Gleichgültigkeit gegenübersteht", meldete die Zeitschrift Zahnärztliche Mitteilungen unter der Überschrift „Überzeugen und begeistern".[34]

Zwischenruf Roger Rankel

Mich überrascht diese Meldung nicht, dazu beschäftige ich mich schon zu lange mit Kundengewinnung. Bei der Arztwahl verhalten sich Patienten heute eben ähnlich wie Kunden bei der Wahl Ihres Anbieters. Das Deutsche Marketingbarometer ging vor einigen Jahren der Frage nach, aus welchen Gründen Unternehmen Kunden verlieren. Die Antworten:

2 Prozent durch Tod,
10 Prozent durch Umzug,
18 Prozent durch neue Gewohnheiten,
70 Prozent durch unfreundliche oder desinteressierte Bedienung.[35]

Überraschend ist dagegen, dass Unternehmen in punkto Service so wenig dazulernen, obwohl diese Zahlen lange bekannt sind. Nicht wenige Anbieter jammern offenbar lieber über die Krise statt darüber nachzudenken, wie sie ihre Kunden begeistern können... Oder wann haben Sie sich das letzte Mal über schlechten Service geärgert?

Die Befragungsergebnisse haben aber auch eine positive Seite: In fast drei Viertel aller Fälle liegt es allein an Ihnen (und Ihrem Praxisteam), einen Patienten dauerhaft an Ihre Praxis zu bin-

---

34 Karin Namianowski, „Überzeugen und begeistern"; in: *Zahnärztliche Mitteilungen* vom 01.06.2002; im Internet unter www.zm-online.de
35 Quelle: Hermann Scherer, *Ganz einfach verkaufen*. Offenbach, 3. Aufl. 2008, S. 36f.

den! Wie beim Eintreten in Ihre Praxisräume, so wirkt auch beim Zusammentreffen mit Ihnen der erste Eindruck ganz besonders stark. In einem Seminar für Ärzte referierte ich über die Macht der ersten Minuten einer Begegnung, in denen zunächst sekundenschnell ein Freund-Feind-Check stattfindet (Ist mir der andere sympathisch?), gefolgt von einem Rang-Check (Wer ist der Ranghöhere?) und einem anschließenden Kompetenz-Check (Ist der andere kompetent?). Selbst über die fachliche Kompetenz unseres Gegenübers bilden wir uns in Windeseile eine Meinung. Wir warten nicht bis zum ersten Steuerbescheid, um unseren Steuerberater für fähig oder unfähig zu erklären. Und wir fassen Vertrauen zu einem Architekten (oder eben nicht), lange bevor er den ersten Entwurf abliefert.

Eine freundliche Begrüßung und ein offener Blick sind die besten Sympathiegaranten. Der Kompetenz-Check ist gleichzeitig eine vertrauensbildende Maßnahme. Dafür hatte ein anwesender Orthopädie eine geniale Strategie entwickelt: Er bat jeden Patienten nach der Begrüßung, noch einmal kurz zurück zur Tür zu gehen und auf ihn zuzukommen, um sich vorab ein Bild von dessen Gang und Haltung zu machen. Anschließend nickte er, forderte den Patienten auf, sich zu setzen, und begann mit dem eigentlichen Behandlungsgespräch. Gehen Sie davon aus, dass der Patient die Vorschläge des Orthopäden zu diesem Zeitpunkt schon „gekauft" hatte. Und persönliche Wertschätzung vermittelte diese ungeteilte Aufmerksamkeit dem Patienten obendrein. Wie könnte Ihre persönliche Strategie für den Kompetenz-Check aussehen?[36]

---

36 Mehr zum Thema Kompetenz-Check lesen Sie in meinem Buch *Sales Secrets. Warum JEDER ein Verkäufer ist und dieses Wissen BRAUCHT*. Wiesbaden 2008, S. 65 ff.

Für eine freundliche Begrüßung ohne Handschuhe und Mundschutz sollte also immer Zeit sein. Achten Sie darauf, dass der Patient für das kurze Vorgespräch noch in normaler Sitzposition verbleibt. Setzen Sie sich am besten kurz, um ihn nach seinem Anliegen und eventuellen Beschwerden zu fragen. Mit dem Umlegen der Papierserviette und dem Verstellen des Stuhls wird dann der Startschuss für die Behandlung gegeben.

Im Gespräch mit dem Patienten

Beratungskompetenz als Schlüssel zum Erfolg

Für viele „Zahnprobleme" gibt es heute mehr als eine Lösung, sodass Sie als Arzt mehr denn je als Berater Ihrer Patienten gefragt sind. Wie sieht eine optimale Beratung aus? Denkt man vom Ergebnis her, ist ein Beratungsgespräch dann gut verlaufen, wenn Ihr Patient sich am Ende umfassend informiert fühlt und sich in der Lage sieht, die Entscheidung für eine Behandlungsalternative zu treffen. Den Patienten mit geballtem medizinischen Fachwissen zu überschütten, ist dabei nur wenig hilfreich: Reden ist Silber, Zuhören ist Gold! Ein gutes Beratungsgespräch ist ein Dialog, durch den Sie den Patienten mit gezielten Fragen zur für ihn „passenden" Lösung führen:

- Skizzieren Sie das Problem in knappen Sätzen. Vermeiden Sie dabei Fachvokabular oder erklären Sie zentrale Fachbegriffe.
- Fragen Sie den Patienten, worauf er Wert legt – kommt es ihm vor allem auf Ästhetik an, auf Langlebigkeit, auf Materialverträglichkeit, auf einen überschaubaren Kostenrahmen?
- Hören Sie aufmerksam zu und stellen Sie das Verständnis sichernde Rückfragen („Ihnen ist also vor allem eine ästhetisch perfekte Lösung wichtig?").
- Erläutern Sie dem Patienten, wie die Behandlung aussehen könnte. Beschränken Sie sich dabei auf solche Behandlungsal-

ternativen, die zu den Wünschen des Patienten passen („Unter dem Gesichtspunkt ‚perfekte Optik' haben wir zwei Möglichkeiten: erstens ...; zweitens ...").
- Mehr als zwei Lösungen sollten Sie nur im Ausnahmefall detailliert skizzieren, um den Patienten nicht zu überfordern. Andere Methoden sollten Sie allenfalls der Vollständigkeit halber erwähnen („Grundsätzlich kann man hier mit Gold oder mit einer keramischen Verblendung arbeiten. Wenn Ihnen absolute Unauffälligkeit wichtig ist, ist die keramische Verblendung die beste Wahl ...").
- Reden Sie nicht zu schnell und machen Sie kurze Pausen. Achten Sie auf nonverbale Signale: Ein leichtes Nicken deutet an, dass der Patient verstanden hat und Sie fortfahren können.
- Erkundigen Sie sich beim Patienten, ob er noch Fragen hat – während des Gesprächs, aber auch abschließend.
- Geben Sie eine eindeutige Empfehlung ab; das erwartet Ihr Patient von Ihnen: Sie sind der Fachmann/die Fachfrau!

Eine Behandlung, von der Sie überzeugt sind, werden Sie Ihrem Patienten auch „verkaufen" können. Sagen Sie ihm klar und deutlich, was Sie ihm raten: „Aus meiner Sicht ist X die eindeutig beste Lösung, weil ..." oder „Unter dem Aspekt Langlebigkeit rate ich Ihnen zu ...". Mit geduldigem Zuhören, dem gezielten Erfragen der Patientenwünsche und einer klaren Empfehlung flößen Sie Ihrem Patienten mehr Vertrauen ein als mit einem langen Vortrag, der Ihr Gegenüber eher verwirrt und mit zahlreichen aufgeblätterten Alternativen ratlos macht. „Höchstens 50 Prozent der Patienten wollen mit entscheiden", fasst Professor Uwe Koch vom Institut für Medizinische Psychologie des Universitätsklinikums Hamburg-Eppendorf die Ergebnisse von über 80 em-

---

37 In einer Vorlesung zum Thema „Rollen, Arzt-Patient-Beziehung und Urteilsbildung"; Download im Internet unter www.zpm.uke.uni-hamburg.de/Webpdf/ LD4635Y.pdf

pirischen Studien zur stärkeren Patientenbeteiligung zusammen und unterstreicht, das „Informationsbedürfnis" sei höher als das „Partizipationsbedürfnis".[37] Menschen wollen vor allem wissen, was warum mit ihnen geschieht. Sie mit einer medizinisch motivierten Entscheidung allein zu lassen, überfordert die meisten Patienten.

Zwischenruf Roger Rankel

Wollen Sie Ihre Beratungskompetenz durch eine einfache Gesprächstechnik radikal verbessern? Dann empfehle ich Ihnen den OGAS-Trichter! Mit dieser Gesprächsstrategie erleichtern Sie sich den Praxisalltag und Ihren Patienten die Entscheidung. „OGAS" ist ein Akronym aus der Abfolge Offene Frage → Geschlossene Frage → Aufklärung oder Aufforderung → Schluss. Ein Beispiel:

Offene Frage	Worauf kommt es Ihnen bei der Krone vor allem an?
Geschlossene Frage	Aha, der Zahnersatz soll vor allem unsichtbar sein?
Aufklärung / Aufforderung	Dann scheidet Gold aus. Von einem „echten" Zahn nicht zu unterscheiden ist eine Stahlkrone mit keramischer Verblendung. Diese Verblendung passen wir exakt Ihrer Zahnfarbe an.
Schluss	Deshalb empfehle ich Ihnen die Lösung mit keramischer Verblendung.

Offene Fragen sind vor allem die so genannten W-Fragen (wie, was, wer, wann, worauf ...): Sie geben dem anderen Gelegenheit, sich ausführlich zu äußern. Geschlossene Fragen werden auch als „Ja/Nein-Fragen" bezeichnet: Sie führen eine Entscheidung herbei.

Angesichts der Kostenreduktion im Gesundheitswesen werden Sie gerade bei Kassenpatienten immer wieder das medizinisch oder ästhetisch Wünschenswerte und das wirtschaftlich Vertretbare gegeneinander abwägen müssen. Spielen Sie Ihren Patienten gegenüber mit offenen Karten: *„Die Kassenleistung sieht in diesem Fall ... vor. Besser verträglich und langlebiger ist aus meiner Sicht ... . Das würde für Sie allerdings eine Zuzahlung etwa in Höhe von ... Euro bedeuten. Kommt das für Sie infrage?"*

Das „Patientenforum", in dem die Bundesärztekammer mit der Kassenärztlichen Bundesvereinigung und Vertretern der Selbsthilfedachverbände zusammenarbeitet, hat eine Checkliste unter der Überschrift „Woran erkennt man eine gute Arztpraxis?" erarbeitet. Die Schlüsselfragen, auf die man sich unter Einbeziehung der Patientenbedürfnisse einigte, unterstreichen noch einmal, wie wichtig „weiche" Faktoren im Gespräch mit dem Patienten sind:

Woran erkennt man eine gute Arztpraxis?
Checkliste für Patientinnen und Patienten[38]

- Nimmt der Arzt mich und mein spezielles gesundheitliches Problem ernst?
- Erhalte ich von meinem Arzt eine ausführliche und verständliche Information und Beratung?
- Erhalte ich von meinem Arzt Hinweise auf weiterführende Informationsquellen und Beratungsangebote?
- Bezieht mich mein Arzt in alle Entscheidungen bezüglich meiner gesundheitlichen Situation ein?
- Werde ich von Arzt und Praxispersonal freundlich und respektvoll behandelt?
- Erhalte ich ohne Probleme Zugang zu meinen Patientenunterlagen?

- Akzeptiert mein Arzt, dass ich im Zweifelsfall eine zweite Meinung einholen möchte?
- Wird in dieser Praxis der Schutz meiner Person und Intimsphäre gewahrt?
- Wird in dieser Praxis der Schutz meiner persönlichen Daten gewahrt?
- Kann ich Arzt und Arztpraxis gut erreichen?
- Kann ich erkennen, ob und wie sich Arzt und Praxispersonal um die Qualität meiner Behandlung bemühen?

Wie Sie sehen, kreist diese Liste vor allem um Indizien dafür, dass der Arzt seinen Patienten respektiert, auf ihn eingeht und sein Bestes will. Besonders relevant sind dabei ausreichend Zeit und patientengerechte Informationen. Man könnte auch sagen: Gewonnen hat, wer im Patienten auch den Menschen sieht und ihm dies zu verstehen gibt.

Zwischenruf Roger Rankel

Leicht gesagt, schwer getan? Ob ich weiß, wie viele Patienten sich täglich bei Ihnen die Klinke in die Hand geben? Mir ist natürlich klar, dass Ihr Praxisalltag von Zeitdruck geprägt ist und dass es nicht immer einfach ist, auf den 20. Patienten am Nachmittag noch genauso freundlich einzugehen wie auf den zweiten am frühen Morgen. Doch oft sind es die kleinen Gesten, die eine große Wirkung entfalten – und die kosten nicht viel Zeit. Ein Beispiel: Zu meinen Nachbarn in Starnberg zählt Professor Reichart, ein bekannter Herzchirurg und Leiter der Herzchirurgischen Klinik am Klinikum Großhadern der Universität München. Er ist ein eher zurückhaltender, sehr sachlicher Mensch. Doch wenn er Patienten

---

38 3. Aufl. 2008, im Internet unter www.patienten-information.de/gesundheitsinfos/arztcheckliste; dort auch ausführliche Erläuterungen der einzelnen Punkte.

die bevorstehende Herzoperation erläutert, versäumt er bei aller Fachinformation nicht, ihnen mit einem aufmunternden „Das wird schon!" Mut zuzusprechen. Dabei legt er ihnen für einen kurzen Moment die Hand auf den Arm und schaut ihnen in die Augen. Diese Sekunden hätten ihnen mehr Zuversicht gegeben als alle Röntgenaufnahmen und medizinischen Informationen zusammen, versicherten mir mehrere Patienten.

Vielleicht könnte man sagen: ein kleiner „magischer" Moment, der den Patienten das Gefühl vermittelte, gut aufgehoben zu sein. Solche Momente bieten sich auch in Ihrem Alltag immer wieder, und dann genügt vielleicht ein „In zwei Wochen haben Sie alles hinter sich und werden froh sein, wieder unbeschwert lächeln zu können" oder ein „Das klingt schlimmer als es ist. Ich sorge dafür, dass Sie kaum etwas spüren werden." Das hat mit Zeitaufwand relativ wenig zu tun – aber viel mit Empathie.

Bieten Sie für umfangreiche Maßnahmen spezielle Beratungstermine an, bei denen die Behandlung in Ruhe besprochen werden kann. Idealerweise finden solche Gespräche in einem Beratungszimmer abseits des Behandlungsstuhls statt. Ist das bei Ihnen nicht möglich, schaffen Sie in einem größeren Behandlungsraum eine Möglichkeit, sich mit Ihren Patienten zusammenzusetzen. Halten Sie Modelle und Schaubilder bereit, an denen Sie Ihre Vorschläge erläutern. Geben Sie dem Patienten eine kurze schriftliche Übersicht der Behandlungsmethode mit oder verweisen Sie ihn auf eine seriöse Quelle im Internet, wo er alles noch einmal in Ruhe nachlesen kann. Manche Kollegen integrieren derartige Informationen auch in Ihre Website. So können sich Patienten schon einmal kundig machen, bevor Sie in Ihre Sprechstunde kommen, und dort dann gezielte Fragen loswerden. Eine „Beratung" im Behandlungsstuhl, parallel zur aktuell stattfindenden Behandlung, womöglich noch mit Tamponade im Mund, ist dagegen der Horror eines Patienten.

Zwischenruf Roger Rankel

Stimmt! Ich bin Ihnen sehr dankbar, wenn Sie mich als Patienten dann ansprechen, wenn ich die Chance zu reagieren – und nicht gerade den Mund voll – habe. Mein Zahnarzt hat beispielsweise die Angewohnheit, mich immer dann etwas zu fragen, wenn ich gerade ausspülen soll; vielleicht, weil er in diesen Momenten selbst zur Untätigkeit verdammt ist? Oder liegt es eher daran, dass er im Grunde seines Herzens soooo sehr an meiner Meinung doch nicht interessiert ist?

Eine Hamburger Kollegin bietet ihren Patienten über das Beratungsgespräch hinaus die Möglichkeit an, erstellte Kostenpläne später mit einer kundigen, entsprechend fortgebildeten Verwaltungshelferin durchzusprechen. Die eigentliche Beratung ist jedoch in jedem Fall „Chefsache". Denken Sie daran: Alles, was für Sie langjährige Routine ist, ist für die meisten Ihrer Patienten neu und entsprechend kompliziert. Und: Eine gute Beratung liefert nicht der, der am meisten redet, sondern der, der gut zuhört und gezielt nachfragt.

Man muss die Menschen so nehmen, wie sie sind
„Schwierige" Patienten

„Patient" leitet sich bekanntlich aus dem Lateinischen *patiens* – (er-) duldend, leidend – ab. Die Zeiten, in denen Patienten auch die Ausführungen und Behandlungsvorschläge ihrer Ärzte klaglos und still hinnahmen, sind allerdings vorbei. Zwar genießen Ärzte nach einer Umfrage des Allensbacher Instituts für Demoskopie nach wie vor unter allen Berufsgruppen das höchste Sozialprestige und werden von 78 Prozent der Befragten besonders „hoch geachtet" (Geistliche und Hochschulprofessoren auf den Rängen 2 und 3 folgen mit 39 bzw. 34 Prozent erst mit deutlichem Abstand).[39] Doch unantastbare Halbgötter in Weiß sind sie heute nur noch für eine Minderheit. Und da auch sehr sparsame, besonders misstrauische und notorisch unpünktliche Menschen gelegentlich zum Zahnarzt müssen, begegnen Ihnen im Praxisalltag immer wieder Patienten, die Ihre soziale Kompetenz in besonderer Weise herausfordern. Im Folgenden einige Tipps, wie Sie sich das Leben leichter machen können.

Ich habe gelesen/gehört/im Internet recherchiert ...
Zunächst einmal: Ein gut informierter Patient ist natürlich nicht per se „schwierig" – im Gegenteil, er kann Ihnen die Beratung erleichtern, weil er bereits über Basiswissen verfügt. Heikel wird es, wenn Ihr Patient in trüben Quellen gefischt oder Informationen gründlich missverstanden hat und Ihre Ausführungen mit einem wiederholten „ja, aber..." in Frage stellt. Tipps:

- Honorieren Sie Interesse und „Vorarbeit" Ihres Patienten („Schön, dass Sie sich schon informiert haben …").
- Nehmen Sie seine Einwände ernst, auch wenn Sie sie für sachlich unbegründet halten. Pauschale Abwiegelungsversuche („Ach, im Internet steht auch viel Unsinn!") schüren nur Misstrauen und wirken arrogant.
- Gehen Sie sachlich auf Patientenbedenken ein („Ich kenne diesen Einwand. Er ist allerdings durch zahlreiche Studien widerlegt." „Das hat man früher in der Tat befürchtet. Inzwischen haben wir viel Erfahrung mit dieser Methode. Diese Sorge ist eindeutig unbegründet.").
- Fragen Sie bei abenteuerlichen Befürchtungen nach der Quelle. Ist diese fragwürdig, erklären Sie, warum das so ist.

---

39 Quelle: Allensbacher Archiv, IfD-Umfrage 10015 (2008); Quelle: *Focus online* vom 26.02.2008, „Berufe: Ärzte genießen höchstes Ansehen" (www.focus.de > Karriere).

Ausgesprochene „Besserwisser", denen es primär darum geht, ihren Arzt zu ,testen' oder gar vorzuführen, sind nach Auskunft meiner zahnärztlichen Kunden eher selten. Auch bei DENTAL DESIGN, wo ich Patienten bei ihrem Zahnersatz persönlich berate, begegnen sie mir kaum. Ist es jedoch der Fall, dann lässt sich ein Gespräch auch souverän abkürzen: „Herr Patient, ich habe den Eindruck, dass Sie mein Behandlungskonzept, mit dem ich vielen Patienten helfen konnte, nicht überzeugt. Ich schlage Ihnen vor, eine Zweitmeinung einzuholen. Außerdem steht es Ihnen natürlich frei, sich an einen Kollegen zu wenden, der Ihren Vorstellungen eher entgegenkommt."

So viel Geld?!
„Sooo viel Geld für eine halbe Stunde Arbeit?" – das haben Sie möglicherweise auch schon von Patienten gehört, die Zuzahlungen leisten mussten oder privat versichert sind. Mancher Patient multipliziert die Summe auf seiner Rechnung im Geiste mit 80 und kommt so auf ein astronomisches „Einkommen" seines Arztes in nur einer Arbeitswoche. Tipps:
- Rechtfertigen Sie Ihr Honorar nicht, aber erklären Sie es: „Natürlich sind … Euro viel Geld. Andererseits werden Sie bei mir möglichst schonend und daher mit modernsten technischen Geräten im Wert von … Euro behandelt. Ich bin hier in der Innenstadt in Ihrer Nähe und zahle dafür eine hohe Praxismiete, außerdem Gehälter für fünf qualifizierte Mitarbeiterinnen, Fortbildungen usw., damit Sie die bestmögliche Behandlung bekommen. Das alles muss natürlich bezahlt werden und fließt in den Preis mit ein."
- Einer Anekdote zufolge soll Picasso einmal in weniger als einer Minute eine schlichte und gleichzeitig beeindruckend schöne Zeichnung zu Papier gebracht haben. Wie viel das Bild wert sei, wollte ein Besucher wissen. Picasso schätzte die Zeichnung auf mehrere tausend Dollar. „So viel Geld für 60 Sekunden Arbeit!", empörte sich sein Gegenüber. Picasso entgegnete gelassen:

„Ja – nur habe ich für die Erschaffung dieses Bildes nicht 60 Sekunden, sondern 60 Jahre meines Lebens gebraucht." Führen Sie dem Patienten Ihre Expertise vor Augen. Sie haben ein anspruchsvolles Studium absolviert und viele Jahre Erfahrung gesammelt, um die Behandlung zügig und für den Patienten so angenehm wie möglich durchzuführen. Wäre es ihm lieber, Sie würden ihn stundenlang an den Zahnarztstuhl fesseln?

Hoppla, jetzt komm' ich...
Ein Schmerzpatient beschwert sich, dass er bei einem kurzfristig ermöglichten Termin etwas warten muss und nicht schnurstracks behandelt wird: „Ich bin schließlich Privatpatient!" Ein anderer meint, mit Entrichten der Praxisgebühr nach spätestens 5 Minuten Einlass in den Behandlungsraum bekommen zu müssen – das könne man „für 10 Euro ja wohl verlangen!" In der Regel werden nicht Sie, sondern Ihre Helferinnen mit Patienten konfrontiert, die laut oder herrisch werden und eine Vorzugsbehandlung für sich reklamieren. Nur in wirklichen Extremfällen wird man Sie dazurufen. Tipps:

- Mit einer gelassen-freundlichen Reaktion nimmt man vielen dieser Zeitgenossen den Wind aus den Segeln. Rechnen Sie damit, dass mancher dieser Auftritte inszeniert ist – in der Hoffnung, es ginge schneller, wenn man nur ‚ein bisschen Druck macht'.
- Lassen Sie den Auftritt äußerlich ungerührt an sich abprallen und bleiben Sie ruhig. Versuchen Sie nicht, mit gleicher Münze heimzuzahlen. Auf die Dauer setzt sich jemand, der schreit, ganz von selbst ins Unrecht.
- Vermeiden Sie es, sich in fruchtlose Diskussionen (Privatpatienten versus Kassenpatienten, Sinn und Unsinn der Praxisgebühr usw.) zu verstricken. Berufen Sie sich auf allgemeine Grundsätze in der Praxis („Wir bemühen uns, Wartezeiten für alle unsere Patienten so kurz wie möglich zu halten." „Als Schmerzpatient kommen Sie so schnell wie möglich dran. Allerdings müssen

Sie immer mit ein wenig Wartezeit rechnen, wenn wir Sie spontan und ohne Termin herkommen lassen.").

Ich stand im Stau!
Das kann natürlich jedem passieren. Merkwürdigerweise passiert es manchen Patienten fast jedes Mal und anderen fast nie. Kurz und gut: Es gibt Menschen, die ihr Zeitmanagement nicht im Griff haben und damit den Tagesplan der Praxis durcheinander bringen. Andere sagen wiederholt kurzfristig ab, weil ihnen mal wieder „etwas dazwischen gekommen ist". Tipps:

- Spielen Sie nicht kommentarlos mit. Ab einer Verspätung von mehr als 15 Minuten sollte die Helferin am Empfang einen neuen Termin anbieten. Ein zweites Mal herkommen zu müssen, hat möglicherweise eine gewisse „erzieherische" Wirkung.
- Vermeiden Sie es, pünktliche Patienten für die Sünden anderer büßen zu lassen.
- Sprechen Sie das Problem kurzfristiger Absagen offen an: Es macht die Terminorganisation für Ihre Praxis schwierig. Außerdem könnte die Helferin bekannten Wackelkandidaten routinemäßig den letzten Termin abends anbieten.

Natürlich können Sie von Ihren Patienten nur dann Zeitdisziplin erwarten, wenn Sie selbst Ihren Terminplan im Griff haben. Macht man die Erfahrung, dass man bei Ihnen ohnehin eine Stunde warten muss, ist die Versuchung groß, gleich später zu kommen.

Zwischenruf Roger Rankel

Ich habe mit 20 mein erstes Unternehmen gegründet und 15 Jahre als Finanzberater täglich mit vielen Kunden zu tun gehabt. Ohne eine Beratung „auf Augenhöhe" wäre mein Unternehmen kaum so stark gewachsen, dass ich schon nach wenigen Jahren als „Mut-Macher" und mit dem „Großen Preis für den Mittelstand" aus-

> gezeichnet wurde. Beratung auf Augenhöhe bedeutet: Pünktlichkeit, Zuverlässigkeit, Fairness – all das gilt für beide Seiten. Da kommt man hin und wieder nicht um ein offenes Wort herum: „Herr …, mein Team und ich sorgen durch gute Organisation für Pünktlichkeit. Das erwarte ich auch von Ihnen. Was können wir denn tun, damit es das nächste Mal klappt?" Auch wenn Patienten Ihre Helferinnen sehr unfreundlich behandeln, sollten Sie als Führungskraft einschreiten. Klaus Kobjoll, der mit dem „Schindlerhof" eines der bekanntesten Hotels in Deutschland führt, sagte mir dazu im Interview: „Ich gehe schon mal zu einem Gast und sage: ‚Ich würde Sie bitten, dass Sie woanders hingehen. Sie bringen unsere Mädels zum Weinen.'" Dem Erfolg seines Hauses hat das übrigens nicht geschadet…[40]

Nachtrag: Das Bonmot der Überschrift – von Konrad Adenauer stammend – geht übrigens noch weiter. „Man muss die Menschen nehmen, wie sie sind – es gibt keine besseren", meinte der erste Kanzler der Bundesrepublik. Mit etwas rheinischer Gelassenheit sind die kleinen und größeren Schwächen anderer sicher am ehesten zu ertragen.

Mehr Erfolg mit Menschenkenntnis

Unterschiedliche Persönlichkeiten und ihre Vorlieben

Jeder Mensch „tickt" anders, intuitiv wissen wir das alle. Diese Intuition im Alltag im richtigen Augenblick zuverlässig abzurufen und entsprechend zu reagieren, ist weit schwieriger. Zwar merken wir, dass wir zu einer Person spontan „einen guten Draht" haben, und mit ei-

---

40 Das ganze Interview findet sich bei Roger Rankel, *Sales Secrets. Warum JEDER ein Verkäufer ist und dieses Wissen BRAUCHT*. Wiesbaden 2008, S. 207 ff.

ner anderen „nicht warm werden", aber woran das genau liegt, können wir häufig nur schwer greifen. Sympathie sei wahrgenommene Ähnlichkeit, sagen die Psychologen. Wenn das stimmt, tun wir uns mit Menschen unseres Schlages leicht und mit solchen, die anders sind als wir, schwer, auch wenn sich Gegensätze gelegentlich anziehen. Wer wie Sie als Zahnarzt jeden Tag Dutzende Patienten behandelt, muss mit ganz unterschiedlichen Menschen erfolgreich umgehen können.

Seit Jahrzehnten arbeiten Wissenschaftler an Persönlichkeitsmodellen und umfangreichen Testverfahren, die eine zuverlässige Einschätzung von Menschen erlauben sollen. So gibt es eine ganze Reihe von Ansätzen, die sich zum Teil überschneiden. Für den Praxisalltag sind die meisten zu kompliziert. Hilfreich ist hier ein robustes Persönlichkeitsmodell, das Ihren Blick für Menschen schärft und aus dem konkrete Verhaltensempfehlungen für das Patientengespräch abgeleitet werden können. Ein solches Modell ist die Biostruktur-Analyse mit dem Structogram als Visualisierung der Ergebnisse. Dieser Ansatz basiert auf Erkenntnissen des US-Neurologen Professor Dr. Paul D. MacLean, Direktor des Instituts für „Brain Evolution and Behavior" am „National Institute of Mental Health" (Maryland), die durch den Münchener Anthropologen Rolf W. Schirm weiterentwickelt wurden.

Die Biostruktur-Analyse geht davon aus, dass die Persönlichkeit eines Menschen dadurch mitbestimmt wird, welche Gehirnbereiche sein Verhalten in welchem Ausmaß steuern. Diese Bereiche sind in unterschiedlichen Phasen der Evolution entstanden:
- Das Stammhirn als Speicher von Erfahrungen, Sitz von Instinkten und Gefühlen (grün dargestellt);
- Das Zwischenhirn, das Emotionen steuert und auf Selbstbehauptung und Status ausgerichtet ist (rot dargestellt);
- Das Großhirn als Sitz von Rationalität, Planung und Vernunft, das auf Selbstbestimmung und Distanz ausgerichtet ist (blau dargestellt).

Die Arbeiten von MacLean und Schirm werden durch aktuelle Erkenntnisse der Neurowissenschaften, Molekular-Biologie und Verhaltensgenetik nachdrücklich bestätigt. In Deutschland wird die Biostruktur-Analyse durch das Deutsche Structogram-Zentrum in Speyer repräsentiert und ist zusammen mit dem Institut für Biostruktur-Analysen, Luzern, zum Structogram-Trainingssystem weiterentwickelt worden.[41]

Auch wenn man im Straßenverkehr gelegentlich daran zweifeln könnte, dass das Großhirn „mitwirkt", arbeiten natürlich bei allen Menschen diese drei Gehirnregionen zusammen. Die Frage ist nur, welcher Bereich in der Regel Regie führt. Wenn Sie sich Ihrer Nachbarschaft, im Freundes- oder Kollegenkreis umsehen, werden Sie feststellen, dass es auch dort dominant „blaue", „rote" und „grüne" Menschen gibt. Schauen wir uns an, was das für Ihren Praxisalltag bedeutet.

Fall 1: Herr ROT rauscht herein
- Woran Sie ihn erkennen: Dieser Patient ist selbstbewusst, dynamisch und bestimmt im Auftreten. Er kommuniziert direkt und offen, wird auch schon mal ungeduldig und reagiert emotional. Status und soziale Anerkennung sind ihm wichtig, er scheut den Wettbewerb mit anderen nicht, sucht Vorsprung und Überlegenheit. Ausgesprochene Machertypen besitzen häufig eine dominant „rote" Biostruktur. Er fährt eher ein Sportcoupé als einen Kleinwagen und zeigt auch sonst gern, was er hat.
- Wie Sie ihn überzeugen: Was Sozialprestige verspricht, wird ihn ansprechen – die innovative Technik, das Beste, was es derzeit auf dem Markt gibt, die exklusive Lösung. Nüchterne Zahlen und trockene Studienergebnisse provozieren eher seine Ungeduld. Er lässt sich lieber von einer optisch perfekten Lösung mitreißen, die Sie ihm bildlich oder am Modell präsentieren. Setzen Prominente (Ärzte oder Patienten) auf eine Methode, ist

---

41 Vgl. www.structogram.de

das durchaus ein Argument. Malen Sie ihm in lebhaften Farben aus, welche Vorteile eine Behandlungsmethode ihm bringt. Dann ist er auch bereit, mehr Geld auszugeben.

Fall 2: Frau GRÜN hofft auf Ihre Hilfe
- Woran Sie sie erkennen: Menschen mit „Grün-Dominanz" sind freundlich, gesellig und zugewandt. Sie legen Wert auf ein harmonisches Miteinander, sind liebenswürdig und gesprächig. Sie gehen gerne auf Nummer sicher und setzen auf das Bewährte. Das „gute Gefühl" spielt bei ihren Entscheidungen eine wichtige Rolle. Auch wenn alle drei Dominanzen in beiden Geschlechtern vertreten sind, zielt die weibliche Sozialisation stark in diese Richtung. Stark vereinfacht: Mädchen werden zu Rücksichtnahme und Kooperation erzogen, Jungen lernen, „sich durchzusetzen".
- Wie Sie sie überzeugen: Nehmen Sie sich Zeit, gehen Sie besonders freundlich auf ihr Gegenüber ein. Äußern Sie Verständnis für die Gefühle der Patientin, ihre Sorgen, Bedenken, Unsicherheiten. Vermeiden Sie alles, was als Druck verstanden werden könnte. Berichten Sie über gute Erfahrungen mit bewährten Lösungen. Verpacken Sie die Vorteile des Behandlungskonzepts „menschlich" – man wird sich wohlfühlen mit dieser Lösung und kann für die Zukunft ganz beruhigt sein.

Zwischenruf Roger Rankel

Halt! Sie mögen Ihre Patienten nicht in dieser Weise „manipulieren"? Ich könnte jetzt einfach kontern: Sie wollen also lieber an ihnen vorbeireden? Aber ich fürchte, das allein wird Sie nicht überzeugen. Worum es beim Thema Menschenkenntnis eigentlich geht, ist: das, was Sie im Alltag ohnehin tun, zu systematisieren. Wer über ein wenig soziale Kompetenz verfügt, entscheidet sich jeden Tag dutzendfach, wie er dem anderen am besten begegnet. Das beginnt bei der Überlegung, die Frage des gemeinsamen Urlaubsziels nicht gerade dann aufzuwerfen, wenn die Partnerin erkennbar schlechte Laune hat, und es endet dabei, dass wir mal entschiedener, mal sanfter auftreten, je nachdem, wen wir vor uns haben. So gesehen, „manipulieren" wir ständig. Gute Verkäufer sind Meister darin, sich auf Ihr Gegenüber einzustellen. Dabei sollten Sie allerdings immer nur so weit auf andere eingehen, wie es zu Ihrer Biostruktur „passt": Nur dann sind Sie authentisch und glaubwürdig. Aus diesem Grund bietet mein Institut auch ein Seminar an, das unter dem Titel „Schlüssel zum Kunden" in die Erkenntnisse der Biostruktur-Analyse einführt. Dem Geschäftsführer und Senior-Master-Trainer des Deutschen Structogram®-Zentrums, Juergen Schoemen, der mich mit der Methode vertraut gemacht hat, bin ich für seine zahlreichen wertvollen Hinweise für die Praxis sehr dankbar.

Fall 3: Herr BLAU erwartet Fachkompetenz
- Woran Sie ihn erkennen: Dieser Patient ist eher zurückhaltend im Auftreten, leise und unauffällig. Er schätzt Präzision und Pünktlichkeit, ist ernsthaft und sachlich. Alles Laute und Auftrumpfende liegt ihm fern. Er denkt rational-analytisch und legt Wert auf Genauigkeit und präzise Detailinformationen, die ihm ein unabhängiges Urteil ermöglichen. Er arbeitet eher beim Finanzamt als in der Eventagentur und ist häufiger zum Beispiel Entwicklungsingenieur, Controller oder Informatiker.
- Wie Sie ihn überzeugen: Zahlen, Daten, Fakten. Geben Sie präzise Informationen zu verschiedenen Behandlungsalternativen, gehen Sie auf Einzelheiten ein, informieren Sie umfassender als bei den anderen Dominanzen. Streuen Sie den einen oder anderen Fachbegriff ein und bleiben Sie sachlich. Zitieren Sie Studien, verweisen Sie auf Vor- und Nachteile verschiedener Lösungen. Dieser Patient sucht in der Regel eine technisch überzeugende Lösung zu einem „vernünftigen" Preis.

Checkliste: Patienten

☑ Nehmen Sie sich Zeit für die Begrüßung und einen kurzen Austausch mit dem Patienten, bevor dieser in die Behandlungsposition gebracht wird?

☑ Gestalten Sie Beratungsgespräche als Dialog mit dem Patienten? Loten Sie aus, worauf er besonderen Wert legt? Geben Sie Gelegenheit zu Rückfragen? Vermeiden Sie „Fachchinesisch"?

☑ Geben Sie Ihren Patienten eine eindeutige Empfehlung? Stehen Sie zu Ihrem Behandlungskonzept und können Sie es gelassen vertreten?

☑ Erfüllen Ihre Praxis und Ihre Form des Patientengesprächs die Kriterien der Checkliste der ärztlichen Gremien und Selbsthilfeverbände „Woran erkennt man eine gute Arztpraxis"?

☑ Können Sie gelassen mit „schwierigen" Patienten umgehen – beispielsweise mit Kritik an Ihrem Honorar, mit falschen Vorinformationen, mit notorischer Unpünktlichkeit oder herrisch-forderndem Auftreten?

☑ Haben Sie einen Blick für die jeweilige Biostruktur Ihrer Patienten und stimmen Sie das Patientengespräch darauf ab?

Es gibt kein besseres Mittel, das Gute in den Menschen zu wecken, als sie so zu behandeln, als wären sie schon gut.

Gustav Radbruch, Jurist, Reichsjustizminister 1921-23

Mitarbeiterinnen:
Jede Praxis ist nur so gut wie das Team

Zum Thema „Führung" sind in den letzten Jahrzehnten ganze Bibliotheken verfasst worden, vom Fachbuch bis zum griffigen Ratgeber. Wer das Stichwort beim Internet-Buchhändler eingibt, kann unter fast 6.000 Titeln wählen. Das Thema scheint komplex – was in merkwürdigem Kontrast dazu steht, dass die meisten Führungskräfte ohne Schwimmunterricht ins kalte Wasser springen müssen. Dies gilt auch für Zahnärzte. Dabei ist gerade im Praxisalltag eine reibungslose und kompetente Zusammenarbeit außerordentlich wichtig. Arbeiten Arzt und Helferin nicht harmonisch zusammen, spürt das auch der Patient. Und Sand im Organisationsgetriebe kann und will sich heute auch finanziell gesehen niemand mehr leisten.

Führung ist etwas anderes als Management, werden Personalfachleute nicht müde zu betonen. „Management" umfasst Techniken des Planens, Organisierens und Kontrollierens, die man sich aneignen kann. „Führung" bedeutet, Menschen voranzugehen, sie für ein gemeinsames Ziel zu gewinnen und die richtigen Rahmenbedingungen für ihre erfolgreiche Arbeit zu schaffen. Managementtechniken kann man lernen, Führung muss man vor allem erst einmal wollen. Wer die Führungsrolle annimmt, wird sie individuell mit Leben füllen. Jeder Mensch „führt" anders, und das hartnäckige Fahnden nach dem ultimativen Führungsrezept gleicht der mittelalterlichen Suche nach dem Stein der Weisen. Und doch gibt

> es einige Klippen, die erfolgreiche Führungskräfte umschiffen, und einige Tugenden, die sie beherzigen. Wie sorgen Sie dafür, dass Ihr Praxisteam Sie unter Ihrer Führung kompetent unterstützt und entlastet? Das ist die Frage unseres Abschlusskapitels.

Ich habe 10 Mitarbeiterinnen – und die taugen alle nix!

Jeder Chef hat die Leute, die er verdient

Vor einiger Zeit war ich mit einem Hamburger Kollegen, der eine große kieferorthopädische Praxis betreibt, als Referent zu einer Konferenz im süddeutschen Raum eingeladen. Einen Tag nach der Einladung rief er mich an. Auf mein knappes „Alles klar! Hotel und Flug sind schon gebucht!", reagierte er ziemlich perplex. Wie ich das denn so schnell geregelt hätte? „Ich? Ich habe gar nichts gemacht. So etwas erledigt meine Frau … für mich." Seufzer am anderen Ende der Leitung: „So eine Frau könnte ich auch brauchen. Ich habe 10 Mitarbeiterinnen, aber die taugen alle nix!" Es endete damit, dass meine Assistentin auch die Reise für den Kollegen organisierte.

Böse Zungen behaupten, jeder Vorgesetzte habe die Mitarbeiter, die er verdiene. Meiner Erfahrung nach stimmt das insofern, als gute Mitarbeiter sich nur bei angemessener Führung als echte Entlastung ihres Chefs erweisen. Kurz gesagt: Führung macht Arbeit. Es kostet Zeit, die richtigen Mitarbeiter – oder Mitarbeiterinnen – zu finden; es macht Mühe, sie gut einzuarbeiten; es bedeutet Arbeit, Aufgaben vernünftig zu delegieren, bis diese irgendwann selbstständig erledigt werden können. Nicht wenige Führungskräfte gehen diese Aufgaben eher zähneknirschend an, weil sie sie als Ablenkung von ihrer „eigentlichen" Arbeit empfinden. Jeder zusätzlich behandelte Patient bedeutet ein sichtbares Arbeitsergebnis; eine Helferin in eine Aufgabe einzuweisen oder einem Streit im Team auf den Grund zu gehen, „hält auf". Diese Haltung ist in Wirtschaftsunternehmen ebenso verbreitet wie in Arztpraxen. Schließlich entscheidet sich kaum jemand für ein Studium der Zahnmedizin, weil er „Führungskraft" werden will. Dr. Dr. Cay von Fournier, Mediziner und Wirtschaftswissenschaftler, hält dem entgegen: „Ein guter Zahnarzt zeichnet sich dadurch aus, dass er mindestens ebenso sehr an der Praxis (Vision, Ziele, Umsetzungsmaßnahmen) wie in der Praxis arbeitet."[42]

Zwischenruf Roger Rankel

Ein guter Slogan, oder? Mir als Mann der Praxis gefallen allerdings gute Geschichten noch besser. Hier eine Story, die ich vor Jahren von einem Führungsexperten hörte und die mir seitdem immer in den Sinn kommt, wenn ich meine, gerade „keine Zeit" für Führung zu haben. Und glauben Sie mir: Nach zwei Unternehmensgründungen weiß ich, wie zeitraubend es ist, ein gut funktionierendes Team aufzubauen! Die Geschichte:

Ein Wanderer stößt im Wald auf einen Arbeiter, der an einer großen Fichte sägt. Der Schweiß rinnt dem Mann in Strömen übers Gesicht, ohne dass er groß vorankommt: Seine Säge ist erkennbar stumpf. Der Wanderer kann sich den Vorschlag nicht verkneifen, doch erst einmal die Säge zu schärfen. Der Waldarbeiter schaut kurz auf, wischt sich den Schweiß von der Stirn und meint: „Säge schärfen? Dafür habe ich wirklich keine Zeit!"

In meinem Kundenkreis mache ich in punkto Helferinnen die unterschiedlichsten Erfahrungen. Es gibt Kollegen, die reisen gleich mit mehreren Mitarbeiterinnen an, wenn ein komplizierter Zahnersatz bei mir vor Ort angepasst werden soll. Zur Begründung wird auf unterschiedliche Kompetenzen verwiesen – eine könne nur Schlauch halten, eine

---

42 Cay von Fournier, „Unternehmensführung – die zehn häufigsten Irrtümer"; in: *Zahnarzt Wirtschaft Praxis* (ZWP) Nr. 9, 2007, S. 20 ff., hier: S. 22.

nur anpassen und die dritte müsse mit, weil die erste sonst nicht mitkomme. Und es gibt andere, die schwärmen von ihrer tollen Erstkraft oder davon, dass die neue Helferin sich „hervorragend macht". Alles nur Glück?

Man findet einfach keine guten Mitarbeiterinnen!
Warum die klassische Stellenanzeige nicht ausreicht

Das Lamento darüber, wie schwer es ist, gute Mitarbeiterinnen zu finden, kennen wir alle. Stimmt man dieses Klagelied an, ist einem das mitfühlende Verständnis der Zuhörer gewiss. Oft fällt das Gegenüber mit einer eigenen abschreckenden Anekdote („Neulich bei mir in der Praxis ...") ein. Weit ergiebiger ist jedoch die Frage, wie man es schafft, gute Leute einzustellen. In der Tat ist es nicht einfach, aus einer Anzahl von Bewerberinnen jene herauszufinden, die das Zeug zu einer echten Stütze für die Praxis haben. Zwar zählt der Beruf der „Zahnmedizinischen Fachangestellten" seit Jahren zu den beliebtesten Ausbildungsberufen und rangiert mit fast 33.000 Berufseinsteigerinnen pro Jahr auf Platz 5 der Ausbildungsstatistik,[43] doch Sie selber werden sich vielleicht auch schon die Haare gerauft haben angesichts vieler Bewerbungsbriefe mit den immergleichen Formulierungen der Musteranschreiben und fantasievollen Rechtschreibfehlern.

Wie machen Sie engagierte Bewerberinnen auf sich aufmerksam?
Ob es um einen Ausbildungsplatz geht oder um eine qualifizierte Position, setzen Sie nicht auf die Kleinanzeige in der Regionalzeitung. Eine aussagekräftige Stellenannonce sollte ein Spiegelbild Ihrer Pra-

---

43 Quelle: Statistisches Bundesamt („Die 15 von Frauen am stärksten besetzten Ausbildungsberufe"). Das *Statistische Jahrbuch 2008* bezieht sich auf den Erhebungszeitraum 2006.

xis sein und Auskunft über Ziele, Philosophie und Schwerpunkte geben. Was zeichnet Sie aus, und was erwarten Sie von Ihren Mitarbeiterinnen? Auch Praxislogo und, wenn vorhanden, Praxismotto gehören hierher. Wer sich ambitioniert präsentiert, hat größere Chancen, ebenso ambitionierte Bewerberinnen anzusprechen. Wer dagegen sein Stellenangebot auf einen dürren Kurzsatz beschränkt, sollte nicht überrascht sein, wenn sich gerade die etwas ehrgeizigeren Kräfte nicht angesprochen fühlen. Wer möchte schon dahin, wo man „(irgendeine?) ZFA zur Stuhlassistenz" sucht? Nebenbei fungiert eine durchdachte Anzeige auch als Imagewerbung für Ihre Praxis.

Inserieren Sie nicht nur in der Tages-, sondern auch in der Fachpresse. Damit sprechen Sie jene Bewerberinnen an, die genug Interesse mitbringen, um auch dort einen Blick hineinzuwerfen. Im Internet finden Sie darüber hinaus eine große Anzahl von Jobbörsen. Interessant sind hier vor allem die branchenbezogenen Spezialbörsen, in denen Sie kostenlos oder für einen geringen Obolus inserieren können. Beispiele:

- www.zahn-online.de > Jobs
- www.dentonline.de
- www.blzk.de > Praxispersonal (Service der Bayerischen Landeszahnärztekammer)
- www.zahn-forum.de (Service der Kassenzahnärztlichen Vereinigung Baden-Württemberg)
- www.dentoffert.de (Service der Zahnärztekammer Nordrhein)

Werfen Sie darüber hinaus einen Blick auf einschlägige Stellengesuche: Wer einen ansprechenden Text platziert hat, beweist Eigeninitiative.

Zwischenruf Roger Rankel

Es wird Sie kaum überraschen: Als Experte für Neukundengewinnung und Empfehlungsmarketing empfehle ich Ihnen, auch in diesem Bereich auf Empfehlungen zu setzen. Ich behaupte sogar: Wichtige Leistungsträger, echte „Traum-Mitarbeiterinnen" finden Sie eher über Kontakte als über noch so perfekte Annoncen!

Potenzielle Empfehlungsgeber sind bewährte Mitarbeiterinnen, aber auch Fachkollegen. Ermuntern Sie engagierte Helferinnen, die Werbetrommel für Ihre Praxis zu rühren, etwa auf Fortbildungen oder im Bekanntenkreis. Fragen Sie Ärzte in Ihrem Netzwerk nach fähigen Auszubildenden, die möglicherweise nicht übernommen werden können. Wenn Sie selbst in der Weiterbildung engagiert sind, können Sie selbst, aber auch andere Dozenten viel versprechende Teilnehmerinnen auf Ihre Praxis aufmerksam machen. Unterschätzen Sie solche Zufallsfaktoren nicht: Helferinnen kennen andere Helferinnen. Da liegt ein „Mensch, komm doch zu uns – wir suchen jemanden!" nahe, wenn sich die Bekannte über die Zustände beim eigenen Arbeitgeber beklagt. Und zu einem Wechsel bereit sind am ehesten Mitarbeiter, denen ihr Job wichtig ist. Wer nur gerne jammert und sich vor allem ein bequemes Leben wünscht, ist meist zu träge, sich beruflich zu verändern.

Bewahren Sie viel versprechende Initiativbewerbungen mit Zustimmung der Bewerberinnen auf, um ggf. später einmal darauf zurückzukommen. Suchen Sie lieber weiter, als faule Kompromisse zu schließen: Ein Unbehagen bei der Einstellung mündet nicht selten in eine scheiternde Probezeit oder jahrelangen täglichen Ärger.

Ein kritischer Blick auf Bewerbungsunterlagen
Nehmen Sie die Bewerbungsunterlagen als erste Arbeitsprobe potenzieller Mitarbeiterinnen:

- Sind die Unterlagen vollständig (Anschreiben, Lebenslauf, Arbeitszeugnisse, bei jüngeren Bewerberinnen auch das letzte Schulzeugnis)?
- Sind die Unterlagen fehlerfrei, wurden sie sorgfältig und ordentlich erstellt?
- Ist der Lebenslauf weitgehend lückenlos und stringent? Vorsicht bei häufigen Stellenwechseln!
- Geht das Anschreiben auf Ihre Anzeige ein, oder handelt es sich offensichtlich um einen Standardbrief?
- Fallen die Arbeitszeugnisse positiv aus, oder beinhalten sie versteckte Warnungen früherer Arbeitgeber? (Über einschlägige Formeln können Sie sich in Zeugnisratgebern oder im Internet informieren.)
- Erfüllt die Bewerberin sämtliche Muss-Anforderungen (etwa bei Berufserfahrung und Weiterbildungen)? Belegt sie gewünschte Soft Skills (wie Freundlichkeit, Belastbarkeit, Teamfähigkeit)?
- Macht das Foto einen professionellen, sympathischen Eindruck?

Worauf sollten Sie beim Vorstellungsgespräch achten?
Hält man sich vor Augen, dass mit der Einstellung einer Zahnarzthelferin etliche Tausend Euro pro Jahr investiert werden, ist erstaunlich, wie nonchalant manche Auswahlverfahren ablaufen. Ein kurzes Gespräch zwischen zwei Behandlungen, ein paar spontane Fragen und ein vages Bauchgefühl genügen manchem Kollegen schon. Mag sein, dass man so auch mal eine Spitzenkraft findet – schließlich lassen sich Glückstreffer nicht völlig vermeiden. Wenn Sie nicht zu den notorischen Glückpilzen gehören, ist etwas Systematik empfehlenswerter als Bewerbungslotto zu spielen:

- Laden Sie mindestens drei bis fünf Bewerberinnen ein, um Vergleiche ziehen zu können.
- Nehmen Sie sich für jedes Gespräch etwa eine Stunde Zeit. So lange braucht man, um jemanden auch nur in Ansätzen kennenzulernen.

- Schreiben Sie sich einen Katalog von Fragen auf, die Sie routinemäßig stellen. Setzen Sie dabei auf offene Fragen und lassen Sie die Bewerberin zu Wort kommen. Wer hauptsächlich selbst redet, erfährt nicht viel.
- Sagen Sie offen, worauf Sie Wert legen – vom gepflegten Äußeren über freundlichen Umgang mit den Patienten bis zur Bereitschaft, sich gemeinsam mit den Kolleginnen über Arbeitszeiten früh morgens oder in der Abendsprechstunde zu einigen. Reagiert die Kandidatin überzeugend darauf?

Nur wenn vorwiegend die Bewerberin redet, sind Sie selbst nach dem Gespräch schlauer als vorher. Personalprofis beschränken ihre Redeanteile in Auswahlgesprächen bewusst auf etwa 20 Prozent. Nach der Begrüßung und ein paar Worten über Ihre Praxis bieten sich bei Auszubildenden Fragen wie die folgenden an:

- Warum möchten Sie diesen Beruf erlernen? (Hat die Bewerberin sich informiert, hat sie evtl. schon ein Praktikum absolviert?)
- Wie stellen Sie sich den Arbeitsalltag bei uns in der Praxis vor? (Wird hier ein halbwegs zutreffendes Bild skizziert oder macht da jemand nur große Augen?)
- Was macht für Sie eine gute Zahnarzthelferin aus? (Entspricht die Schilderung in etwa Ihrer Sicht der Dinge?)
- Sie haben hier jeden Tag mit vielen ganz unterschiedlichen Menschen zu tun. Weshalb glauben Sie, liegt Ihnen das? (Gibt es irgendwelche Vorerfahrungen, Engagements oder Hobbys, die soziale Kompetenz vermuten lassen?)

Bei berufserfahrenen Bewerberinnen bewähren sich Fragen wie diese:

- Erzählen Sie doch bitte mal etwas über sich! („Offener" kann man kaum fragen. Wie professionell präsentiert sich jemand? Welches Bild zeichnet er von sich?)

- Welche Aufgaben nehmen Sie bei meinem Kollegen, Herrn Dr. … wahr? (Was traut der Kollege dieser Kraft zu?)
- Was mögen Sie an Ihrem Beruf, was mögen Sie weniger? (Passt das zu dem, worauf Sie Wert legen?)
- Wie muss ein guter Chef für Sie sein? (Können und wollen Sie diesen Vorstellungen gerecht werden?)
- Was macht für Sie ein gutes Praxisteam aus? (Welche Rolle skizziert die Bewerberin hier für sich?)
- Weshalb wollen Sie die Stelle wechseln? (Wie loyal ist diese Mitarbeiterin? Bei Klagen über Noch-Chef und Kolleginnen ist Misstrauen angebracht.)

Ist Ihre Wahl getroffen, sollten Sie viel versprechende Kandidatinnen zu einem „Schnuppertag" in Ihre Praxis einladen. So gewinnen Sie einen ersten Eindruck, ob „die Neue" sich in Ihr Team einfügen kann und welcher Arbeitsstil sie auszeichnet. Bei der Einstellung halten Sie die Eckdaten der Zusammenarbeit in einem Arbeitsvertrag fest. In diesen sollte auch die Stellenbeschreibung Eingang finden, die in der Regel bereits Grundlage Ihrer Annonce war. Ein Blumenstrauß zur Begrüßung am ersten Tag und ein durchdachter Einarbeitungsplan (Was erklärt wer wann? Wer kümmert sich vorrangig um die neue Kollegin?) sind die besten Voraussetzungen für einen guten Start in Ihrer Praxis.

Keine Ahnung, warum die Stimmung bei uns so schlecht ist …

Der Fisch stinkt vom Kopf her

Natürlich prägt der Chef das Klima in einem Unternehmen ganz entscheidend. Welcher Umgangston dort herrscht, hängt von dem Umgangston ab, den er selbst pflegt. Goldgerahmte Leitbilder („Wir gehen respektvoll miteinander um") bringen wenig, wenn im Praxisalltag Unfreundlichkeit und Gleichgültigkeit regieren.

Zwischenruf Roger Rankel

Wie der Herr, so's Gescherr! Meiner Erfahrung nach stimmt das meistens. Als Experte für Kundengewinnung berate ich viele Unternehmen und spüre beim Betreten der Räume sofort, ob dort ein positives Klima von Engagement und Freundlichkeit herrscht oder nicht. Wo es hapert, suchen Vorgesetzte gerne die Verantwortung in den Umständen: Die Mitarbeiter seien bequem, die Kunden schwierig, die Lage sei schlecht. In Wahrheit ist eine Hauptwurzel des Übels häufig die Einstellung des Chefs: Wenn der sich auf das Negative konzentriert, krittelt und hadert und permanent unzufrieden ist, darf er sich nicht wundern, wenn seine Mitarbeiter irgendwann zu dem Schluss kommen, alle Mühe zahle sich ja doch nicht aus – und ihr Engagement runterfahren. „Selffulfilling prophecy" nennen das die Psychologen. Wie viel Positives dürfen Ihre Mitarbeiter eigentlich von Ihnen erwarten? Mit der schwäbischen Maxime „Net geschimpft is g'nug g'lobt!" kommt man in der Führung nicht weit.

Auch dazu gibt es eine schöne Geschichte: Ein Kollege, der kleine und mittelständische Unternehmen zum Thema „Kundenbegeisterung" berät, leitet seine Vorträge gerne mit der Frage ein, die er Neukunden routinemäßig stellt: „Warum wollen Sie mich beauftragen?" Nicht selten, so versichert er, sei die Antwort darauf ein ärgerlich-vorwurfsvolles „Meine Mitarbeiter sind immer so unfreundlich!!" Zusammengepresste Lippen und Mundwinkel auf Kinnhöhe komplettieren das Bild ungetrübter Vorgesetzten-Bärbeißigkeit und sorgen für sichere Lacher im Publikum.

Was wir alle ohnehin ahnen, bestätigt das renommierte Gallup Institut in aufwendigen Mitarbeiterumfragen mit schöner Regelmäßigkeit: Mitarbeiter verlassen Chefs, nicht Unternehmen. Diese Kernthese stützen die Gallup-Forscher auf groß angelegte internationale Befragungen von über 100.000 Arbeitnehmern verschiedener Branchen. Gleichzeitig erheben sie wirtschaftliche Kerndaten wie Produktivität, Gewinn, Mitarbeiterbindung und Kundenzufriedenheit der beteiligten Unternehmenseinheiten. Ergebnis: Die produktivsten und erfolgreichsten Unternehmen sind jene, die ganz bestimmte Mitarbeiterbedürfnisse erfüllen.

Fragen, die Mitarbeiter erfolgreicher Unternehmen überdurchschnittlich häufig bejahen (Gallup Institute)

1. Weiß ich, was bei der Arbeit von mir erwartet wird?
2. Habe ich die Materialien und Arbeitsmittel, um meine Arbeit richtig zu machen?
3. Habe ich bei der Arbeit jeden Tag Gelegenheit, das zu tun, was ich am besten kann?
4. Habe ich in den letzen sieben Tagen für gute Arbeit Anerkennung und Lob bekommen?
5. Interessiert sich mein/e Vorgesetzte/r oder eine andere Person bei der Arbeit für mich als Mensch?
6. Gibt es bei der Arbeit jemanden, der mich in meiner Entwicklung unterstützt und fördert?[44]

---

44 Marcus Buckingham/Curt Coffman, *Erfolgreiche Führung gegen alle Regeln. Wie Sie wertvolle Mitarbeiter gewinnen, halten und fördern*. Frankfurt am Main 2001, hier: S. 28.

Hohe Zustimmung zu diesen Fragen kennzeichnet ein „erstklassiges Arbeitsumfeld", so Gallup. Auf den ersten Blick wird deutlich, dass der Vorgesetzte die Schlüsselfigur für motivierende Arbeitsbedingungen ist – wer sonst sollte Erwartungen präzisieren, Arbeitsmittel bereitstellen, Mitarbeiter entsprechend ihrer Stärken einsetzen, loben und in Weiterbildung und Entwicklung investieren?

Führungsstile
Bei der Frage nach dem „richtigen" Führungsstil werden gerne „autoritäres" und „kooperatives" Führungsverhalten kontrastiert. Beim autoritären Stil setzt der Vorgesetzte auf enge Vorgaben und Anweisungen und trifft Entscheidungen allein im stillen Kämmerlein; beim kooperativen Stil delegiert er Aufgaben und Verantwortung und bezieht die Meinung des Teams in Entscheidungen mit ein. Schon diese stark verknappte Darstellung macht deutlich, dass ein autoritärer Stil mit den entsprechenden Vorgaben auch Kontrolle erfordert, während ein kooperativer Stil auf Vertrauen und Zutrauen setzt. Zwei Punkte gilt es zu berücksichtigen:
- Anweisungen geben mag kurzfristig einfacher sein als Delegieren und Diskutieren, hat aber eine Tücke: Wer alles anweist, darf sich nicht wundern, wenn seine Mitarbeiter irgendwann nur noch auf Anweisung aktiv werden und das Mitdenken einstellen. Mittelfristig ist der autoritäre Stil daher der mühsamere – zumindest in allen Arbeitsbereichen, in denen es um mehr geht als um einige immergleiche Routinevorgänge.
- Die Zuspitzung der beiden Stile täuscht zudem über die reale Vielfalt von Situationen hinweg:
    - Bestimmte Entscheidungen werden immer Chefsache bleiben. Beispiel: Praxiskonzept und Praxisziel. Zur Umsetzung solcher Richtungsentscheidungen brauchen Sie jedoch die Unterstützung und die Kreativität Ihres Teams. Lautet das Ziel, „die patientenfreundlichste kieferorthopädische Praxis im Kreis" zu

werden, sollte das Team selbst überlegen und entscheiden, wie es dazu beitragen kann. Selbst entwickelte Lösungen werden zudem eher umgesetzt als „diktierte" Maßnahmen.
- Neue Mitarbeiterinnen brauchen zwangläufig mehr Anleitung und Anweisung als versierte und routinierte. Erfahrene Führungskräfte passen ihren Stil daher situativ an und trauen ihren Mitarbeitern sukzessive mehr und mehr zu.
- Die Menschen sind verschieden, und das prägt auch ihre Erwartungen an den Vorgesetzten. So kann es sein, dass eine ältere Angestellte auf Anweisungen des Chefs pocht, während eine junge, dynamische Kraft sich durch dieselben Vorgaben bevormundet fühlt und gekränkt reagiert.

Kein Zweifel, Führung erfordert soziale Kompetenz und Fingerspitzengefühl. Doch jenseits aller Kniffe und Strategien der Führungsexperten ist schon viel gewonnen, wenn im Praxisalltag ein paar Grundbedingungen erfüllt werden.

Die Basics erfolgreicher Mitarbeiterführung
1. Wertschätzung
Am Arbeitsplatz verbringen die meisten Menschen ein Drittel ihres Lebens. Es ist daher wenig erstaunlich, dass sie dort auch persönlich geschätzt werden möchten. Das Gefühl, austauschbar, jederzeit ersetzbar, kaum mehr als ‚lebendes Inventar' zu sein, ist ein echter Motivationskiller. Viele größere Unternehmen, die in den letzten Jahren zu Personalabbau gezwungen waren, erfuhren das drastisch: Die Verbliebenen waren nicht etwa froh, noch einmal davongekommen zu sein, und entsprechend engagiert – sie waren vielmehr desillusioniert hinsichtlich ihres „Wertes" für den Arbeitgeber. Schließlich war ihnen am Beispiel ihrer Kollegen gerade vor Augen geführt worden, wie schnell man sich vor dem Firmentor wieder finden konnte. Betriebsklima und mit ihm die Produktivität litten, und zwar umso mehr,

wenn die Einstellung vorherrschte, die Trennung von Kollegen sei unfair gehandhabt worden. Inzwischen wird das Phänomen von Personalexperten als „Survivor-Problematik" diskutiert.

Wertschätzung drückt sich in Freundlichkeit aus, in höflichen Umgangsformen, im Interesse für das Gegenüber. Wenn jemand tagelang blass und bedrückt durch die Praxis läuft, sollte Ihnen das auffallen. Ein Chef, der kaum registriert, dass jemand aus dem Urlaub zurück ist, oder der einen Todesfall in der Familie seiner Mitarbeiterin mit einer kurzen Beileidsfloskel „abhakt", sollte sich über ein maues Betriebsklima nicht wundern; jemand, der hin und wieder die Contenance verliert und Helferinnen vor anderen zurechtweist oder kritisiert, erst recht nicht. Wenn Sie jetzt einwenden, Ihre Mitarbeiterinnen würden schließlich anständig bezahlt und bekämen über den Tariflohn hinaus sogar Boni und Prämien, werden Motivationsexperten nur den Kopf schütteln: Ein marktgerechtes Gehalt und akzeptable Arbeitsbedingungen (sichere Arbeitsstelle, geregelte Arbeitszeiten) gelten ihnen als selbstverständliche „Hygienefaktoren", sozusagen als Grundvoraussetzungen der Zusammenarbeit. Echte „Motivatoren" sind weiche Faktoren wie ein gutes Klima, persönliche Anerkennung, Arbeitsinhalte, die Chance zur Weiterentwicklung – so der US-Psychologe und Arbeitswissenschaftler Frederick Herzberg schon vor 50 Jahren.[45]

2. Berechenbarkeit

Die meisten Menschen sind flexibel genug, sich auf unterschiedliche Führungsstile und „Chefwünsche" einzustellen. Um das tun zu können, müssen sie allerdings wissen, woran sie sind. Sind Sie sicher, dass Ihre Mitarbeiterinnen wissen,

---

45 Frederick Herzberg, *The Motivation to Work* (1959). Hier findet sich die "Zwei-Faktoren-Theorie", d. h. die Unterscheidung von selbstverständlichen „Hygiene-Faktoren" und anspornenden „Motivatoren".

- wie Ihr Praxisziel lautet?
- was das Besondere an Ihrem Behandlungskonzept ist?
- worauf Sie sowohl fachlich als auch im Umgang mit Patienten großen Wert legen?
- in welchen Situationen Sie sofort informiert werden wollen und welche Entscheidungen

Sie Ihren Helferinnen überlassen (etwa bei „schwierigen" Patienten am Telefon oder Beschwerden an der Anmeldung)?
- wann Sie am ehesten ansprechbar sind für allgemeine Fragen abseits des Tagesplanes?
- in welcher Form Sie informiert werden möchten (möglichst knapp oder ausführlich, mit übersichtlicher Zusammenstellung von Unterlagen und schriftlicher Notiz oder eher mündlich)?

Manchem ist die eigene Arbeits- und Sichtweise so selbstverständlich, dass er gar keinen Erläuterungsbedarf sieht und sich über Missverständnisse wundert. So mag es für Sie sonnenklar sein, dass an der Anmeldung in Anwesenheit von Patienten keine Praxisinterna besprochen werden – mancher unerfahrenen Helferin müssen Sie es möglicherweise erst sagen. Wer eindeutig zu verstehen gibt „so möchte ich es haben", macht es seinem Team leichter.

Am besten führen Sie dazu regelmäßige Praxisbesprechungen ein. Wie häufig ein solcher Jour fixe stattfinden sollte, hängt vom Gesprächsbedarf ab. In der Gründungsphase einer Praxis mag ein wöchentlicher Termin erforderlich sein, bei einem eingespielten Team reicht möglicherweise ein monatliches Treffen. Lassen Sie im Laufe der Woche bzw. des Monats Punkte für die Tagesordnung sammeln (etwa an einem schwarzen Brett im Pausenraum oder in einer Datei, auf die alle Zugriff haben). Am Vorabend des „Sitzungstages" wird die Liste geschlossen und aus den Punkten eine Tagesordnung erstellt. Sorgen Sie für Zeitdisziplin. Die stellt sich am ehesten ein, wenn man die Dauer solcher Meetings klar begrenzt (etwa auf maximal eine Stunde). Lassen Sie die Mitarbeiterinnen reihum Protokoll führen. Dabei bewährt sich ein kurzes Ergebnisprotokoll mit einer simplen Dreiteilung:

Was?	Wer?	Bis wann?
Seminar zum Thema Hygiene-Vorschriften recherchieren	Frau Meyer	Nächste Sitzung
Fotos für Praxisbuch mitbringen	Alle	Mo, 7.09.
…		

Zur Berechenbarkeit gehört auch, die eigenen Launen einigermaßen im Griff zu haben und Missstimmung nicht ungefiltert weiterzugeben. Es gibt Teams, die schon am Tonfall des Morgengrußes ablesen können, „wie der Chef heute drauf ist". Launenhaftigkeit ist ein Zeichen mangelnden Respekts vor dem anderen. Was schon zu Hause am Frühstückstisch für Ärger sorgt, bringt einen im Umgang mit Mitarbeiterinnen auch nicht weiter. Auch das Messen mit zweierlei Maß führt geradewegs zu Führungsproblemen: Die meisten Menschen haben einen feinen Gerechtigkeitssinn und nehmen es übel, wenn sie für Dinge zurechtgewiesen werden, die bei anderen durchgehen, oder wenn ihnen versagt wird, was bei der „Kronprinzessin" problemlos möglich ist.

3. Stärkenorientiert führen

Alles wäre einfacher, wenn die Menschen im Allgemeinen und Mitarbeiterinnen im Besonderen so wären, wie wir sie gerne hätten. (Allerdings wäre das Leben dann auch ziemlich langweilig.) Im Alltag sind andere Menschen immer wieder für Überraschungen gut: Jeder „tickt" eben auf seine Weise. Einer der größten Führungsirrtümer ist meiner Erfahrung nach der Versuch, an erwachsenen Menschen „herumzuerziehen". Psychologen sind sich einig, dass die Grundzüge der Persönlichkeit etwa ab der Pubertät gefestigt sind. Genetische Ausstattung, Erfahrung und Umweltfaktoren haben bis dahin ein bestimmtes Persönlichkeitsprofil entstehen lassen, mit besonderen Eigenschaften, Stärken wie Schwächen. Menschen können sich Wissen und Kenntnisse aneignen, in bestimmtem Maße auch Verhalten und Auftreten ändern, der Kern der Persönlichkeit bleibt aber weitgehend stabil. Konkret heißt das beispielsweise:

- Ihre neue Auszubildende kann zur Kenntnis nehmen, dass sie in der Praxis keinen Kaugummi kauen soll.
- Sie kann (vielleicht) sogar daran denken und es auf die Dauer sein lassen.
- Aber sie wird sich kaum Ihnen und der Praxis zuliebe von einem eher verschlossenen und unfreundlich wirkenden Menschen in ein strahlendes Kontaktgenie verwandeln – selbst wenn sie es wollte.

Ein „Geheimnis" erfolgreicher Führung ist daher, die richtigen Menschen am richtigen Platz zu haben. Fragen Sie erfahrene Vorgesetzte: Immer wenn Sie denken, „das wird schon noch", wird es meistens – nichts. In der Literatur zum Thema Führung wird dieser Ansatz unter dem Stichwort „stärkenorientiertes Führen" diskutiert.[46] Grob gesagt geht es darum, zu erkennen, wo jemand seine besonderen Talente hat, und ihn entsprechend dieser Talente einzusetzen. Die Mitarbeiterin mit dem sonnigen Lächeln und der Engelsgeduld ist am Empfang besser aufgehoben als bei der Abrechnung, wo sie nach dem Muster „Huch, Mathe konnte ich noch nie" für kleine und größere Katastrophen sorgt. Vielleicht erweist sich dafür ja die Mitarbeiterin mit der Vorliebe für Kaugummis als penible Rechnerin?

---

46 Vgl. z. B. Alexander Groth, *30 Minuten Stärkenorientiertes Führen*. Offenbach 2009.

> **Zwischenruf Roger Rankel**
>
> „Man kann einen Menschen nichts lehren, man kann ihm nur helfen, es in sich selbst zu entdecken", soll Galileo Galilei einmal gesagt haben. Damit war der berühmte Mathematiker und Physiker vor vier Jahrhunderten schon weitsichtiger als manche Weiterbildungsbeauftragte unserer Zeit, die Menschen unverdrossen von Schulung zu Schulung schicken. Der Verkäuferjargon ist wieder einmal drastischer: Man kann aus einem Ackergaul kein Rennpferd machen!

Im Alltag wird in der Regel eher „schwächenorientiert" geführt: Mitarbeiter werden darauf hingewiesen, was (noch) nicht klappt und ggf. auf einschlägige Seminare geschickt, um die Schwäche zu beheben. Geht es um reine Fachkenntnisse – das neue Abrechnungssystem, die neue Praxis-Software –, mag das noch gelingen. Schwieriger wird es, wenn Verhalten oder gar Eigenschaften modifiziert werden sollen. Viel versprechender ist es, Stärken zu stärken. Im Seminar zum Thema „Beschwerdemanagement" wird sich eine kommunikationsstarke Mitarbeiterin nützliche Anregungen holen und sie mit Begeisterung umsetzen. Ein verhuschtes Mauerblümchen dort hinzuschicken, um eine belastbare Mitarbeiterin für die Anmeldung zurückzubekommen, ist ziemlich optimistisch. Und vom Knigge-Seminar profitiert am ehesten die Auszubildende, die erkennbar gern und freundlich mit Patienten umgeht. Wer im Düsenjet durch die Kinderstube gesaust ist, kann das Versäumte kaum in einem Tageskurs nachholen. Haben Sie daher ein Auge auf die Stärken Ihrer Mitarbeiterinnen:
- Wo stellt sich jemand ungewöhnlich geschickt an, begreift schnell?
- Was fällt Ihren Mitarbeiterinnen erkennbar leicht?
- Was machen sie gerne? Wofür zeigen sie Interesse?

Verlassen Sie sich nicht nur auf Selbsteinschätzungen Ihrer Helferinnen, sondern auch auf eigene Beobachtungen: Dass die eigenen Stärken gering geschätzt werden („Das ist doch selbstverständlich!"), kommt häufig vor. Umgekehrt werden die eigenen Fähigkeiten gelegentlich auch überschätzt. Solche Diskrepanzen zwischen Selbstbild und Fremdbild muss eine umsichtige Führungskraft erkennen können. Aus all dem ergibt sich, dass ein funktionierendes Praxisteam am besten unterschiedliche Charaktere mit unterschiedlichen Stärken vereint – mehr dazu im nächsten Abschnitt.

Der reinste Hühnerhaufen – da mische ich mich nicht ein!
Führungsstärke beweisen

Den Stoßseufzer in der Überschrift habe ich tatsächlich schon öfter gehört. In der Regel verheißt er nichts Gutes, sondern lässt auf eine Praxis schließen, in der sich im Team eine wenig produktive Hackordnung etabliert hat – etwa mit einer langjährigen Erstkraft, die eifersüchtig darüber wacht, dass niemand anders zu einflussreich wird und dass alles bleibt, wie es „immer schon gemacht" wurde, mit Cliquenbildung unter den übrigen Helferinnen, die sorgsam auf die jeweiligen „Zuständigkeiten" achten, und mit gelegentlichen Neuzugängen, die nur dann die ersten Wochen „überleben", wenn sie sich zügig einfügen und auf keinen Fall versuchen, die Spielregeln des Miteinanders auch nur um ein Jota zu verändern. Gelegentlich „erbt" man solche Teams vom früheren Praxisinhaber und hat eigentlich nur eine Chance, die Lage zu verbessern: energisch Pflöcke einschlagen – wenn es sein muss auch, indem man Schlüsselfiguren in dieser unguten Hackordnung eindeutig in ihre Schranken verweist und, wenn das nicht fruchtet, in die Wüste schickt. Wer sich mit eingespielten destruktiven Formen des Miteinanders einfach arrangiert, stiehlt sich aus der Führungsrolle.

Jede Arbeitsgruppe muss erst einmal zusammenwachsen – hehre Absichtserklärungen allein („Wir sind ein Team!") bringen wenig, gemeinsam bewältigte Aufgaben und überstandene Belastungsproben dagegen viel. Das bedeutet auch: Konflikte und Auseinandersetzungen gehören zum Arbeitsalltag einfach dazu. Werden sie erfolgreich gelöst, schweißen sie zusammen. Gefährlich wird es dagegen, wenn Konflikte so lange unter den Teppich gekehrt werden, bis sich die Beule am Boden nicht mehr ignorieren lässt, weil regelmäßig jemand stolpert.

Der US-Psychologe Bruce W. Tuckman hat bereits 1965 die typischen Phasen der Teambildung beschrieben. Seine „Teamuhr" umfasst:

1. *Forming* – die erste Phase der Zusammenarbeit, in der sich die Teammitglieder vorsichtig „beschnuppern" und höflichdistanziert miteinander umgehen. Jeder versucht, die anderen kennenzulernen und seine Rolle im Ensemble zu finden.
Eine versierte Führungskraft ist in dieser Phase präsent und ansprechbar, macht klare Ansagen, gibt Orientierung.
2. *Storming* – die Konfliktphase, in der unterschiedliche Charaktere, Sichtweisen und Interessen aufeinander prallen. Persönliche Angriffe oder Machtgerangel sind nichts Ungewöhnliches. Eine versierte Führungskraft bewahrt kühlen Kopf, unterstützt die Suche nach Konfliktlösungen (siehe unten) und lenkt die Aufmerksamkeit immer wieder auf gemeinsame Aufgaben und Ziele.
3. *Norming* – die Phase, in der sich Regeln für die Zusammenarbeit herausbilden: Wie wird was getan? Was ist wichtig? Wie sind Abläufe geregelt? Im Idealfall hat die Gruppe ein gemeinsames Bild von der Aufgabe und funktioniert mehr und mehr eigenständig. Eine versierte Führungskraft unterstützt die Etablierung von Spielregeln und klaren Herangehensweisen und behält koordinierend den Überblick.
4. *Performing* – ein eingespieltes Team bewältigt seine Aufgaben effizient und weitgehend reibungsfrei, der Alltag „läuft". Eine

versierte Führungskraft bietet Weiterentwicklungsmöglichkeiten, gibt übergeordnete Ziele vor und greift nur noch selten in die tägliche Routine ein, etwa dann, wenn es zu Reibereien oder Unklarheiten kommt.

Zwischenruf Roger Rankel

Denken Sie also an die „Teamuhr", wenn Sie sich gerade in einer „stürmischen" Phase befinden. Wenn Sie hier beherzt eingreifen, besteht Hoffnung! Ich habe daneben gute Erfahrungen mit einer bunten „Mischung" im Team gemacht. Um die Biostrukturanalyse aufzugreifen: Sie brauchen dominant „rot", „blau" wie „grün"- orientierte Helferinnen, wenn das Ganze tatsächlich mehr als die Summe seiner Teile ergeben soll – ausgleichende Naturen, aber auch gewissenhaft-penible und umsetzungsorientierte, eher stille und eher kontaktfreudige. Manche Arbeitsgruppen sind echte Monokulturen: Die Führungskräfte scharen instinktiv Menschen um sich, die ihnen ähnlich – und daher spontan sympathisch – sind. Nur: Wer macht die Buchhaltung (oder Abrechnung), wenn Sie von lauter impulsiven Kontaktfreaks umgeben sind? Und wer bezaubert Ihre Patienten schon beim Hereinkommen, wenn Sie nur zurückhaltende Menschen um sich versammeln?

Ein Schlüssel zum Praxiserfolg ist, wie erwähnt, die erfolgreiche Bewältigung von Konflikten. Zu einem Machtwort, das ein früherer Bundeskanzler bekanntermaßen liebte, sollten Sie dabei nur in Ausnahmefällen greifen: Diktierte Lösungen erweisen sich in der Regel als Scheinlösungen. Rechnen Sie außerdem damit, dass es auch im Berufsalltag nie nur um „die Sache" geht, sondern dass unter vermeintlich rationalen Argumenten eine Menge Emotionen köcheln – von Konkurrenzdenken über gekränkte Eitelkeit bis zur Eifersucht. Das erklärt übrigens auch, warum sich erwachsene Menschen wegen scheinbar banaler Meinungsverschiedenheiten über Monate bekriegen können. Und ehe Sie Vermutungen über die Tücken reiner Frauenteams anstellen: Mancher Erbstreit, in dem verbissen um eine eher karge Hinterlassenschaft gekämpft wird, und viele Nachbarschaftskriege um Lappalien wurzeln genau in diesem Mechanismus.

Es bleibt Ihnen also nichts anderes übrig, als die Streithennen an einen Tisch zu bringen und unter Ihrer Moderation nach einer Lösung suchen zu lassen. Der amerikanische Unternehmensberater Thomas Gordon unterstreicht in seinem Bestseller „Managerkonferenz", bei der Lösung von Konflikten komme es vor allem darauf an, sich von einer verbreiteten Denkschablone zu befreien: vom Glauben, es müsse bei der Konfliktlösung automatisch Gewinner und Verlierer geben. Stattdessen propagiert Gordon die „Win-win-Methode":

Konfliktgespräch nach der Win-win-Methode
(nach Thomas Gordon[47])

Phase 1	Problem genau definieren
Phase 2	Lösungsvorschläge sammeln
Phase 3	Lösungsvorschläge bewerten
Phase 4	Einvernehmliche Entscheidung für eine Lösung
Phase 5	Vereinbarungen zur Umsetzung treffen
Phase 6	Termin vereinbaren, zu dem die Umsetzung bewertet wird

---

Der Erfolg dieser Methode wurzelt vor allem in drei Punkten:
- Die Kontrahenten beschreiben eingangs, worin aus ihrer jeweiligen Sicht das Problem liegt. Nicht selten stellt sich dabei heraus, dass das keineswegs so klar ist, wie vorher angenommen.

---

[47] Thomas Gordon, *Managerkonferenz. Effektives Führungstraining*. 16. Aufl., München 1999.

- Man sammelt erst einmal Lösungen, bevor sie bewertet werden dürfen. Das verlangt Disziplin (und ein energisches Eingreifen Ihrerseits, wenn sich jemand nicht daran hält und Vorschläge als „Blödsinn", ungerecht oder unrealistisch tituliert). Jeder ist gefordert, (s)einen Lösungsvorschlag zu bringen, keiner kann es sich im Schmollwinkel bequem machen. Am besten notieren Sie Lösungen auf Karten oder Din-A4-Bögen.
- Die Betroffenen selbst müssen sich auf eine Lösung einigen. In völlig festgefahrenen Situationen kann eine solche Einigung auch schon mal darin bestehen, dass das Los entscheiden muss. Wenn es weder voran- noch zurückgeht, können Sie das vorschlagen und den Losentscheid auf den nächsten Tag vertagen. Meist bringt das noch einmal Bewegung in die Sache.

Klingt mühsam? Mag sein, aber mit etwas Glück investieren Sie hier ein Mal Zeit und haben die Angelegenheit dann dauerhaft vom Tisch, statt wochenlang immer wieder mit denselben Reibereien konfrontiert zu werden.

Zwischenruf Roger Rankel

Seit fast zwanzig Jahren arbeite ich „dicht am Menschen" – ob mit Kunden, mit Mitarbeitern oder mit Klienten in der Beratung wie im Coaching. Zwei Dinge bekomme ich dabei immer wieder bestätigt: Logik garantiert keinen emotionalen Konsens. Und: Rationale Argumentationssiege beseitigen keine Beziehungsstörungen. Die Win-win-Methode ist auch deswegen so effektiv, weil sie Konflikte ernst nimmt, die Beteiligten an einen Tisch holt und ihnen Gelegenheit gibt, erst einmal Dampf abzulassen. Der Druck muss erst einmal aus dem Kessel, bevor sachliche Lösungen gesucht werden können.

Gelegentliche gemeinsame Unternehmungen wie ein Praxisausflug, eine vorweihnachtliche Feier oder ein Abendessen beleben den Teamgeist. Feiern Sie Erfolge, damit sie nicht in der Alltagsroutine untergehen! Entscheidend ist jedoch die gute Kooperation im täglichen Umgang miteinander. Wenn es dabei anhaltend hapert, lohnt es sich, der Situation an einem gesonderten Teamtag einmal gemeinsam ins Auge zu blicken – am besten mit Unterstützung eines externen Moderators.

Checkliste: Ihr Praxisteam

☑ Wie ernst (und wichtig) nehmen Sie das Thema „Führung"? Wie viel Zeit investieren Sie in Mitarbeiterauswahl, Einarbeitung, Delegation, Teamgespräche und das Schlichten von Konflikten?

☑ Führen Sie „stärkenorientiert" – mit Blick auf die Talente Ihrer Mitarbeiterinnen und nach dem Motto „Der richtige Mensch am passenden Platz"?

☑ Verlassen Sie sich bei der Mitarbeitersuche auf die Kleinanzeige in der Regionalpresse? Oder gehen Sie auch andere Wege (Fachpresse, Dental-Jobbörsen, Empfehlungen)? Haben Sie einen Katalog von Fragen zusammengestellt, der sich in Vorstellungsgesprächen bewährt?

☑ Wie ist das Arbeitsklima in Ihrer Praxis? Welchen Beitrag zu einem guten Klima leisten Sie persönlich?

☑ Gibt es ungelöste Konflikte – etwa ständige Reibereien, Auseinandersetzungen oder gar eine ungute Hackordnung im Team? Haben Sie schon einmal darüber nachgedacht, die Parteien an einen Tisch zu holen?

☑ Kennen Ihre Mitarbeiterinnen Ihre (Praxis-)Ziele? Wissen sie, worauf Sie als Vorgesetzter besonderen Wert legen?

☑ Führen Sie regelmäßig eine Teambesprechung durch? Werden deren Ergebnisse auch umgesetzt?

☑ Vereint Ihr Praxisteam unterschiedliche Charaktere und Talente? Wird es durch gemeinsame Ziele zusammengeschweißt? Haben alle das gleiche Bild von der gemeinsamen Aufgabe?

Man gibt immer den Verhältnissen die Schuld für das, was man hat. Ich glaube nicht an die Verhältnisse. Diejenigen, die in der Welt vorankommen, gehen hin und suchen die Verhältnisse, die sie wollen. Und wenn sie sie nicht finden können, schaffen sie sie selbst.

George Bernard Shaw, Schriftsteller und Nobelpreisträger

Statt eines Schlussworts: Zukunftsvisionen

„Für Zahnärzte wird die Luft dünn", prognostizierte Professor Wolfgang Merk, vereidigter Sachverständiger zur Bewertung von Arzt- und Zahnarztpraxen, anlässlich des Bayerischen Zahnärztetages schon vor einigen Jahren und verwies auf sinkende Honorare und steigenden Wettbewerbsdruck.[48] Viele Kolleginnen und Kollegen blicken in der Tat pessimistisch in die Zukunft. Wir dagegen behaupten: Für Zahnärzte, die sich den neuen Herausforderungen mutig stellen, brechen goldene Zeiten an! Wer bereit ist, seine ärztliche Primärkompetenz nicht nur im Stillen wirken zu lassen, sondern sie auch überzeugend zu kommunizieren, wird in Zukunft überdurchschnittlich erfolgreich sein. Das gilt auch und gerade, weil die Mehrzahl der Zahnärzte „Praxismarketing" inzwischen theoretisch zwar für wichtig hält, praktisch aber keine Konsequenzen aus dieser Überzeugung zieht. Zu groß scheinen die Aversionen, sich mit „verkäuferischen" Aspekten der eigenen Arbeit zu befassen. Doch wie schon zu Beginn dieses Buches festgestellt: Die Kernfrage ist nicht, ob Sie Ihre Leistung „verkaufen". Die eigentliche Frage ist, ob sie sie gut oder schlecht verkaufen.

---

48 Quelle: www.blzk.de/itdaten/datred/pmzat06/StateMerk.pdf

Verabschieden Sie sich also von der Vorstellung, Praxismarketing sei etwas für exklusive Großstadtpraxen und teure PR-Agenturen: Praxismarketing ist die Summe vieler kleiner Details, die einem Patienten zeigen, dass er bei Ihnen genau richtig ist. Das beginnt in dem Moment, da Ihre Helferin den Telefonhörer abnimmt und sich meldet, setzt sich fort beim persönlichen Empfang in Ihren Praxisräumen und endet bei einem durchdachten Behandlungskonzept, das Sie im Gespräch patientenorientiert vermitteln.

Nehmen wir also einmal an, Praxismarketing wirkt wirklich. Roger Rankel müsste sich nicht länger fragen, ob sein Zahnarzt Elmex heißt. Sein Terminzettel wäre gleichzeitig eine bunte Visitenkarte der Kinderzahnarztpraxis, die er mit seiner Tochter aufsucht, mit allen Kontaktdaten, Logo und Leitspruch. Dort schätzt er besonders die zugewandte Art des Personals und die Kennenlerntermine für die Allerkleinsten, die erst gar keine Angst vor dem Zahnarzt aufkommen lassen. Dieser Zahnarzt hat sich übrigens überregional als Experte für Kinderzahnheilkunde profiliert und kommt regelmäßig in der Fach- wie Publikumspresse zu Wort, wenn es um „Kinder beim Zahnarzt" geht. Kein Wunder, dass seine Praxis stark expandiert und Patienten von weither anzieht.

Roger Rankel selbst ist es inzwischen gewöhnt, dass ihn sein eigener Arzt mit achtwöchigem Vorlauf auf seinen nächsten Prophylaxetermin aufmerksam macht. Die Erinnerungsmail leitet er an seine Assistentin weiter, die seinen Kalender verwaltet und online einen Termin in der Praxis buchen kann. Besonders kommt ihm entgegen, dass in stressigen Reisezeiten auch Samstagstermine möglich sind und er bislang nie länger als 10 Minuten warten musste. Das Praxisteam kennt ihn und begrüßt ihn ganz selbstverständlich freundlich mit Namen. Mit den Behandlungsmethoden, über die er sich auf der Website vorinformieren konnte, ist Roger Rankel sehr zufrieden – auch weil im persönlichen Gespräch mit seinem Arzt alle ergänzenden Fragen überzeugend beantwortet wurden. Von Krisenstimmung ist in dieser Praxis nichts zu spüren – im Gegenteil: Er tue genau das, was er wolle, und zwar auf genau die Weise, die zu ihm passe, hat der Zahnarzt seinem Patienten Rankel erst kürzlich versichert. Sein ambitioniertes Behandlungskonzept komme bei den Patienten so gut an, dass er seinen Umsatz deutlich fünfstellig habe steigern können: „Ich verdiene gut und habe Spaß an meinem Beruf!" Ein professionelles Team und ein Kollege, den er inzwischen angestellt habe, sorgten dafür, dass auch die schönen Seiten des Lebens nicht zu kurz kämen.

Zukunftsmusik? Nicht unbedingt. Unter den Kunden meines Dentallabors gibt es eine Reihe von Zahnärzten, die keine Zeit für Klagen und Unkenrufe haben, weil sie viel zu beschäftigt damit sind, ihre Erfolge weiter auszubauen. Was sie auszeichnet? Neben dem klaren Blick für die eigenen Stärken und die eigenen Ziele sicher auch die Bereitschaft, geschätzte zwei Prozent ihrer Zeit und Energie (und hin und wieder auch mal zwei Prozent ihres Quartalsumsatzes) dafür zu verwenden, ihr hervorragendes medizinisches Know-how nach außen sichtbar zu machen! Das bedeutet im Schnitt eine Stunde Zeit pro Woche – und eine Investition, die weit unter dem liegt, was herkömmliche Unternehmen für Werbung ausgeben. Was also spricht eigentlich noch dagegen, es ihnen gleich zu tun? Wir würden uns freuen, wenn Sie dieses Buch dabei wirkungsvoll unterstützt.

Die Autoren

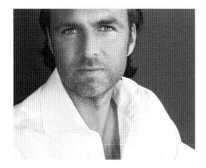

Oliver Reichert di Lorenzen ist einer der gefragtesten Dental Designer Europas. Der Unternehmer und Visionär positionierte sein Labor erfolgreich auf internationalem Spitzenniveau. Sein Erfolgsmodell macht der anerkannte Spezialist auch anderen Praxen zugänglich. Dank seiner hohen ästhetischen Ansprüche und seiner starken Persönlichkeit ist er begehrter Ansprechpartner für internationale Prominenz in Fragen dentaler Schönheit. Fachzeitschriften bescheinigen ihm „zahntechnische Höchstleistungen" (*dental dialogue*), „Dienstleistung pur" (*das dentallabor*) und das Setzen „neuer Maßstäbe" (*Zahn-Technik*), die VOGUE widmete ihm 2007 ein mehrseitiges Special.

Oliver Reichert di Lorenzen versteht es, für seine Ideen zu begeistern – nicht nur als profilierter Buchautor, sondern auch als international gefragter Referent für anspruchsvolle und ästhetische Zahntechnik sowie als Dozent für innovative Techniken. Im Quintessenz Verlag erscheint 2010 sein Buch *Veneer Visionen*.

Weitere Informationen auf der Website des Autors: www.dentaldesignreichert.de

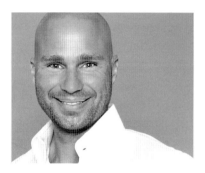

Bestsellerautor *Roger Rankel* gilt als der Experte für Kundengewinnung. Mehrfach ausgezeichnet – u. a. mit dem „Großen Preis des Mittelstands" und dem „Internationalen Deutschen Trainingspreis" –, zählt er zu den gefragtesten Vortragsrednern im deutschsprachigen Raum. Sowohl für DAX-Unternehmen als auch für erfolgsorientierte Mittelständler und ambitionierte Praxisinhaber gehört er zur ersten Wahl, wenn es um Kundengewinnung und nachhaltige Umsatzsteigerung geht. Darüber hinaus unterrichtet Roger Rankel mit Lehrauftrag an der Fachhochschule Worms.

Das Wirtschaftsmagazin *impulse* bescheinigt ihm: „Die Zahl der Neukunden bei Rankels Schülern steigt im Schnitt um 24 Prozent." Für den Marketingpapst Prof. Dr. Michael Zacharias ist er der „Begründer des modernen Verkaufens".

Weitere Informationen auf der Website des Autors: www.roger-rankel.de